体と心がラクになる「和」のウォーキング

—芭蕉の“疲れない歩き方”でからだをゆるめて整える—

安田 登

祥伝社黄金文庫

はじめに

肉離れというものを初めて体験した。

二時間ほど正座したあとで急に走り出したら、右ふくらはぎの上部でプチッと音がして激痛が走ったのだ。外に出たらもう歩けない。つま先はかろうじて地面につけることができるが、足裏、踵《かかと》はだめだ。タクシーに乗って整復院に行くと「ああ、肉離れですね。安静にしていて全治四週間でしょう」といとも簡単に言われた。

知人の外科医にも聞いてみたが、「やはりそのくらいはかかるだろう」という。できればギブスで固定して、松葉杖がおすすめとのこと。

青くなった。私は能楽師である。二日後には本番がある。全治四週間といわれても「はい、そうですか」と安静にしているわけにはいかないのだ。

そこで、まず医師たちのいうことは無視しようと決めた。あらゆるアドバイスを無視し、「肉離れ」という診断名も忘れ、自分のからだに聞いてみることにした。気づいたのは、おそらく筋肉が数カ所「断裂」していて、そして断裂していない筋肉には

「収縮」が起きているらしいということだ。

まずはお風呂にゆったりとつかった。入浴は整復院の施術者からも友人の医師からも厳禁されたが、しかしからだは風呂を要求している。こういうときにはからだのいうことを聞く、それが※ロルファー（ロルフィングの施術者）の基本スタンスだ。

肉離れになった翌日、すなわち舞台前日はすべての用事をキャンセルして、本書で紹介する「ゆらし」を中心に、人にも手伝ってもらいながらいろいろ試した。すると午前中には踵を床につけることができるようになり、夕方までにはすり足ができるようになった。すり足ができれば舞台に立てる。あとは美しくできればいい。稽古をした。

その結果、舞台は無事に務めることができ、四日目には普通の歩行が、そして五日目には一番の難物であった階段を下りることもできるようになった。

この経験のおかげで、ふくらはぎをあまり使わず、大腰筋《だいようきん》を中心とした歩行が可能であるということを初めてからだで実感した。知識としては知っていた。ロルフィングでも学んだし、中世の絵巻物（121ページ）も見たことがあった。が、それを自分で体感したのは初めてだった。この話は本文で詳しくお伝えする。

本書をお読みになっている方の中には、あり余る体力を持てあましているという人もいるだろうし、加齢によるからだの衰えをそろそろ感じる方もいるだろう。しかし、いくつになっても、そしてどんなからだの状態になっても人は生きている限り生成を続ける。

能を大成した世阿弥《ぜあみ》は「命には終わりあり。能には果てあるべからず」と言った。この言葉の「能」を「人生」と読み直してもいいだろう。

「人生に果てはない」

命には終わりがある。が、命が終わった瞬間に意識もなくなるだろうから、人は「命が終わった」ということを実感することはできない。私たちが意識し、感じられる間は人生は生成し続ける。だからどんな状態になっても焦る必要も、絶望する必要もない。悠然と構えているのがいい。

からだの不調は、それこそ新たな境地をゲットできるチャンスだ。三十代以降は、鎧《よろい》となっている表層の筋肉を脱ぎ捨てて、からだの奥の筋肉でゆったりと歩きながら、人生を漫歩する。それこそが日本人の生き方であり、人生の歩き方なのだ。

※現在はロルフィングの施術はしておりません。

2章 「和」のウォーキングのからだを作る
――日本人のための深層筋エクササイズ

3章 日本人の身体を考える

——「気持ちいいからだ」感覚を取り戻すために

4章 ゆっくり歩けば、心にもなにかが起こる
――「いのち」を枯らさないために

5章 実践「和」のウォーキング

——大名庭園「六義園《りくぎえん》」を歩く

相撲エクササイズ指導・モデル
元・一ノ矢（松田哲博）
モデル
楠美奈生（米国 Rolf Institute 公認ロルファー）
撮影
近藤陽介
イラスト
セーヴル
装丁
鈴木あづさ（細山田デザイン事務所）

1章

ゆっくり歩いて
からだをリセット

――「全身協調性」でラクになる

からだは自然に整うようにできている

ウォーキングはもっとも効果的なエクササイズ

ウォーキングは、もっとも簡単で、そしてもっとも効果的なエクササイズのひとつです。

日本人は元来、歩くのが好きな民族なのですが、エクササイズとしては近年、ランニングやジョギングにウォーキングはおされがちでした。しかし、最近はその効果の高さと手軽さで、エクササイズとしても徐々に人気を回復してきました。

アメリカの公園に行くとエクササイズとしてランニングをしている人が多いのに対して、中国など東洋の公園ではウォーキングをしている人が圧倒的に多いようです。またアメリカの公園で走っている人には若い人が多く、中国などの公園では年配の方が多いのも特徴です。

　これは、欧米と東洋との人間や人生に対する考え方の違いにも関係があるでしょう。

　欧米では、「働くことができる人」がもっとも尊重されます。仕事に就《つ》いていない人や就業前の人は、就業に向けての準備段階にあるとされ、リタイアした人は邪険にされたりもします。ですから、いつまでも若くあろうとするし、いつまでも働こうとする。そのために若さを保つためのサプリメントや薬を過剰に摂取したり、無理な運動をして、逆にからだを壊してしまったりもします。

　東洋の伝統的な考え方は、これとはまるで逆です。

　たとえば古代中国の五経《ごきょう》のひとつの『礼記《らいき》』には「老人と子どもは罪を犯しても、それを問わない」とあります。相手が自分の倍の年齢ならば父に対するように接し、一〇年の年長なら兄に対するように接するともあります。老人と子どもは、身内ではなくても無条件に尊敬されるのです。

　ですから、働ける、働けないは別として、健康で長寿であることが尊重されます。いつまでも元気で長生きをする。それが東洋的な考え方なのです。

そこでウォーキングです。

ランニングやジョギングは膝や足に負担がかかることがあります。それに比べてウォーキングはからだにかかる負担は非常に少ない。そしてからだにもいい。

だからこそ東洋ではウォーキングが盛んなのでしょう。

肩凝りも腰痛も「全身協調性」の崩れかもしれない

歩くことは、エクササイズ云々《うんぬん》を抜きにしても、その大切さに異論を唱える人はいないでしょう。

年齢は足にあらわれるといいます。足腰が弱くなり、自由に動くことができなくなると、移動の自由が制限されるだけでなく、なんとなく気も滅入《めい》ってしまうものです。それは人間が「歩く」動物だからです。

人類は二足歩行を手に入れたことで、さまざまなことが可能になりました。

そういう意味では、人間を人間たらしめたのは直立と二本足による歩行といっても過言ではありません。

しかし、重い頭部が上に載るという直立の姿勢は、同時にかなり不安定でもあります。しかもそれで歩くとなると、そう簡単にできるものではありません。よちよち歩きを始めた幼児の不安定な歩行や、ロボットに歩行運動をさせることがいかに大変であるかを見ても、それは明らかです。

直立や二足歩行は、からだ中の筋肉がしっかりしていて、さらにそれらが上手に連動すること、すなわち「全身協調性」によって初めて可能になるのです。

このからだ全体の筋肉のバランス、「全身協調性」をチェックするときには「歩行テスト」で行ないます。

歩行は、全身協調性をチェックするだけでなく、全身協調性を整えるのにもいいのです。

からだ中の筋肉の協調性は、加齢によって一部の筋力が低下することで衰えることがあります。四十肩、五十肩と呼ばれる症状も、筋肉のバランスの崩れからくるともいわれています。

が、全身協調性は、筋力の低下以外にもふだんの無理な姿勢や、不自然なからだの動きによっても阻害され、それによってさまざまな不調が起きることがあります。たとえば肩凝りや腰痛などのからだの不調は、筋肉のバランスの崩れによって起きることが多いようです。

ずっと家にこもっていると、何もしているつもりはないのに肩凝りになったり、腰痛になったりします。これは筋力の低下と全身協調性の低下によって起きる場合があります。

ですから、私たちに本来そなわっている力やバランスを取り戻すには、「歩く」ことがもっともいいのです。

何も持たずに、正しい姿勢と正しい歩き方で、ただぶらぶら歩く。そうすることでからだが忘れていた本来のプログラムを思い出し、全身協調性が発動します。

作家林望《はやしのぞむ》さんの腰痛はなぜ治ったのか?

アメリカ生まれのボディワークであるロルフィングの本を書いたときに、作家の林望さんが巻頭にロルフィングを受けた感想と推薦文を寄せてくださいました。『ゆるめてリセット　ロルフィング教室』（祥伝社）です。

林望さんが、私のワークルームを訪れたときには腰痛のためにステッキをつかれていました。十八歳のときにラグビーで腰を痛めたのがもとで、それ以来ずっと腰痛に悩んでいるとのことでした。この間にもさまざまな整体やマッサージを試したが、目覚ましい効果はなく、ダメもとでロルフィングのセッションを受けてみようということになりました。三回のセッションでステッキはいらなくなり、四回のセッションで腰痛が消えた、その経緯を書いてくださったのです。

その林さんの文章を読まれて、ロルフィングというのはほんの数回のセッションで腰痛を治すことができる魔法の手技であると勘違いして、ロルファーのところに連絡をする人が多かったのですが、それは大きな誤解です。林さんの文章に続く「はじめに」にも「腰痛の解消は氏の努力によるところが大きいのであり、ロルフィングはきっかけにすぎません」と私は書きましたし、林さんの文章にも、ちゃんとそれは書かれています。

ロルフィングの最初のお試しセッションのすぐ後、林さんは九州に歌の公演に赴き、リハーサルから本番までのずっと立ちっぱなしの数時間のあと、腰が痛くなり、歩くのもおっかなびっくりという状況に陥った、という説明のあと、こう書かれています。

そのとき私はふと思い出した。安田君が、こう言っていた事を。

「腰が痛くなったら、私がお教えした姿勢と歩き方で、せいぜい歩いてください。そしてたくさん水を飲んでください」

そこで私は痛む腰をさすりさすり、夜の町を二時間も歩き回ったろうか。

しかし、腰痛はいっかな治る様子もない。

諦めて私はそろそろとベッドに這い込み、もしや明日は動けなくなっているのではないかと恐怖しながら、ようように眠った。

ところがである。

翌朝起きてみると、不思議なことに嬉しいことに、腰痛が驚くほど治まっている。経験上そんなことは嘗《かつ》てなかったことだ。まさに、何やら狐につまれたようだった。

腰痛が治ったのは、ロルフィングのおかげだけではありません。林さんがちゃんと私のいったこと、すなわち「何も持たずに歩くこと」を実践してくれたからです。林さんのされたことは、ただ歩くことだけでした。むろん、林さんのように二時間も歩ける人はそんなに多くはないでしょう。

最初は一五分でも結構。三〇分でもいいでしょう。

正しい方法で、正しく歩く。それが大切です。本書ではその方法についてお話しします（2章エクササイズ2、3）。

林さんは、次のようにも書かれています。

……今では、私はステッキなどとはまったく無縁の生活で、毎日、フツウの人が小走りするくらいの速度で一時間も歩き回る。しかし、腰が痛くもならないし、息も切れない。

それどころか、むしろ、多少体調の悪いときは、このロルフィング的な歩行を励行することによって体調がぐっと好転したりするから面白い。

体調が悪いときに「歩く」ことによって好転する。これこそが歩行の持つ最大の特徴です。

すべての生物と同じく、人間の中にも「常態」に戻ろうとする力があります。からだが変調を来《きた》すと、リセットして元に戻ろうとするのです。

大変古いたとえで恐縮なのですが、太平洋戦争中に九三式中間練習機、通称「赤とんぼ」と呼ばれる練習機があったそうです。海軍のパイロットは、誰しも一度はお世話になったといわれるくらい有名な練習機で、この飛行機、何がすごいかといえば、飛行練習中にまずい状態になったら操縦桿《かん》から手を離すと水平飛行、すなわち「常態」に戻るという、そんな優れた性能を持っていたそうなのです。

私たち生物も、むろん「赤とんぼ」に劣らぬ能力を持っています。ただ、人間がほかの生物と違うのは、意識があって邪魔をするために、このリセット能力を十全に発揮させることができないことです。

からだはリセットしようとするのにブレーキをかけてしまう。そんなとき、ブレーキを取り除いて、リセットしてくれるのが「歩くこと」なのです。

スローウォークは疲れない歩き方

歩くといっても、歩き方によってはからだを痛めてしまうこともあります。特にふだんあまり運動をしていないような方や年配の方は注意が必要です。

本書で、おすすめする歩行法はスローウォークです。

スローウォークとは、ゆっくりと歩くこと。ゆっくりと、長い距離を、景色などを眺めながら歩く歩行法をいいます。これはからだに無理な負担をかけず、からだの深層の筋肉を活性化させる歩き方です。

昔の人が東海道を歩いて江戸と京都・大坂を往復したり、松尾芭蕉《まつおばしょう》が『おくのほそ道』を歩いたりしたときの歩き方も、このスローウォークでした。

スローウォークは、長い距離を歩けるだけでなく、からだに負担がかからないので、いくつになっても大丈夫ですし、ふだん運動をしていない人にも無理のない歩き方です。

いま、よく紹介されるウォーキングは、足幅を広く、そして早足で歩く方法が多いようです。

広い歩幅での早足ウォーキングは着地時に強い衝撃がかかります。膝にかかる負担が大きい。早足ウォーキングはたしかに運動にはなるのですが、ふだんから膝に痛みや不調を抱えている人には向いていませんし、膝だけでなく足首やふくらはぎにかかる負担も大きいので、ウォーキングが終わったあとに疲れを感じます。

私が勧めたいのは、疲れない歩き方です。ゆっくりと長い距離を、悠然と景色を眺めながら歩くウォーキングがおすすめなので、ちょっと歩くと疲れてしまう歩き方ではそれは実現できません。大腰筋《だいようきん》を使い（後述）、足裏全体を地面に着地させるつもりで、ペタペタと歩きます（74ページ）。このような、どこにも負担がかからない楽な歩き方をして初めて可能になるのです。

また、ダイエットのために早足ウォーキングをしようとする人がいます。これは、ちゃんとした計画とインストラクターのもとで行なわないと、からだへの負担がより大きくなります。

ダイエットをしようと思っているくらいの方なので、その人のからだは平均よりも重いでしょう。むろん足腰や膝にかかる負担も大きい。そんな人が指導もなしに大幅・早足ウォーキングをしようものならもう大変です。重いからだが膝にさらに大きな負担をかけて、膝痛になる可能性大です。また、足裏の骨が疲労骨折のようになり、痛みを感じることもあるでしょう。

ダイエット目的でなくても、ある程度の年齢の方には早足ウォーキングはリスクがあります。十代、二十代ならば、まだ膝の関節にも柔軟性はあります。しかし、三十代、四十代以上の人は、よほどふだんからメンテナンスをしている人でない限り、膝の柔軟性は衰えています。

ジョギングをしたら膝に痛みが出たというお年寄りは多いのですが、早足ウォーキングでも同じようなことになる可能性があります。早足ウォーキングをするときには、しっかりした準備運動とサポーターやキネシオテープ（伸縮性のあるテープ）などによる関節や筋肉のサポートをして行なったほうがいいでしょう。

時速一里で「歩くこと」を楽しむ

スローウォークでは、時速一里（四キロ）で歩きます。

現代日本人は早足の人が多いようです。東京の街角で測ってみたら、多くの人が時速五・五キロから六キロの速さで歩いていました。これはかなり速い。海外公演でヨーロッパや南米の都市に行ったときに測ったら、時速四・五キロくらいのところが多く、日本人の歩行スピードの速さが目立ちました。

何もそんなに速く歩かなくてもと思うのですが、日本ではどうもゆっくり歩くことが難しくなってきているようです。私は時速一里ウォークに慣れているので、通勤時間に駅に向かってたらたら歩いていると、よく邪魔にされます。しかし、これ以上のスピードで歩くと、歩きながら景色を楽しんだり、思考をしたりすることができなくなるので、できるだけ人の通らない道を選んで時速一里をキープできるようにしています。


時速一里というスピードには意味があります。

昔の街道には「一里塚」がありました。

一里塚とは、江戸時代に街道、一里にひとつずつ造った塚です。一里塚には木が植えられ、その木陰で歩き疲れた旅人は休息をとりました。一時間かけて一里を歩いては立ち止まり、ちょっと休憩をしたのです。一里塚には茶店があったり、井戸があったりするところも多く、そこでは旅人は井戸から汲《く》んだ水を飲んだり、茶店でお団子を食べたり、お茶を飲んだりして、次のウォーキングのための英気を養ったのです。

目的地に着くだけが目的ではない。歩くこと、そのものをも楽しむ、それが時速一里のスローウォークなのです。

そして不思議なことに、時速一里で歩くと、ふだん運動をしていない人でも、一日八時間を歩くなどということも簡単にできてしまいます。数十年、引きこもりをしていたという人たちと『おくのほそ道』を歩く旅をしていますが、部屋からほとんど出たことがなかったという人たちでも、一日八時間、一週間の歩く旅ができてしまうのです（詳細は4章）。

ゆっくりゆっくり大事に育てる

スローウォークは疲れません。

ということは残念ながら脂肪はほとんど燃焼されないし、筋肉を鍛えることもできないということです。ダイエットにはなりません。

カルチャーセンターなどで講座をすると、「効《き》いた気」にならないと「やった気」にもならないという方が多いようです。

からだに負担がかかって、つらかったり、痛みがあったりして、初めてやった気になり、翌日に軽い筋肉痛になったりすると「効いた、効いた」と喜んだりします。

でも、これは変だと思うのです。

筋肉痛というのは、筋肉の断裂です。軽い断裂なので、大きな問題はありませんが、しかし何もわざわざ筋肉を断裂させなくてもと思うのです。むろん、これによって筋肉は強くなりますが、そういうことを喜ぶのは若いうちだけでいい。人によっても違いますが、三十歳、四十歳くらいに達したら、からだを痛めつけることよりも、からだを労《いたわ》って、これからの人生、自分のからだを大切に使うほうがいいのではと思うのです。

ちょっと能の話をします。

若いころに、能で使う鼓《つづみ》の革を買いました。

それを買ったときにいわれたのは、「この革はとてもいい革ですが、いまはまったく鳴りません。毎日打って五〇年くらい経ったらいい音が出ます」ということでした。できたての鼓の革は、まだ硬いので、それを人間の手で打ち続け、五〇年ほどするとちょうどよい柔らかさになって、いい音が出るのです。そしてそうなれば、あとは四〇〇年、五〇〇年、いい音を出し続けるのだそうです。

いいものは時間をかけて、ゆっくりと、そして丁寧に育てるのです。

が、「そんなに待てない」という人もいるでしょう。そういう人のためには裏技があります。張り扇のような硬いもので、パンパンパンと何度も打ってしまうのです。そうすると早く柔らかくなり、数カ月で音が出るようになります。

しかし、そのようにして音が出るようになった鼓の革は数十年でだめになります。

速成で育てて早く使えるようにし、早めに使い捨てるか。ゆっくり、ゆっくり育てて、長く使うか。

これは西洋と東洋の人生に対する考え方にも似ています。鼓の革ですらそうなのに、せっかく与えられた私たちのからだ。大事に使ったほうがいいと、私は思います。

年齢が出るのも深層筋

スローウォークでは筋肉が鍛えられないと書きましたが、その代わり深層筋が活性化されます。特に脚を上げる働きをする深層筋である「大腰筋」が活性化されます。

大腰筋は、腰からはじまり、お腹《なか》の中を通って、腿《もも》の内側の付け根である小転子《てんし》にかけてつく、太くて長い深層筋です。脚を上げたり、姿勢を保ったりするときに大切な筋肉です（33ページ）。特に脚を上げるときには、その動きの中心となる筋肉なのですが、残念ながらふだんの生活ではほとんど使われていません。私たちが脚を上げたり歩いたりするときには、表層の脚の筋肉を使っていることが多いのです。

ロルフィングでは、もう六〇年以上も前から、この大腰筋の重要性に注目して、ロルフィング・セッションの重要なテーマとしています。しかし、日本で大腰筋が注目されだしたのは、まだほんの一〇年ほど前のことです。

最初はトップアスリートの研究から始まりました。筑波大学の久野《くの》譜也《しんや》先生の研究です。オリンピックで上位の成績を取るようなトップアスリートと、そうでないアスリートの違いはどこにあるんだろうという研究をしたのです。最初は太腿の筋肉に違いがあるのかと思ったら、それはあまり変わらなかった。試行錯誤の末に気づいたのが、お腹の深部にある、この大腰筋だったのです。

さらにこの大腰筋を研究していくと、同じお年寄りでも大腰筋が活性化している人とそうでない人に大きな差があることに気づいた。大腰筋が活性化している人は元気なのですが、寝たきりになるお年寄りの大腰筋は衰えてしまっているのです。

NHKでこのことが放映されてからは、いままで誰からも見向きもされてこなか

お腹の深部にある大腰筋

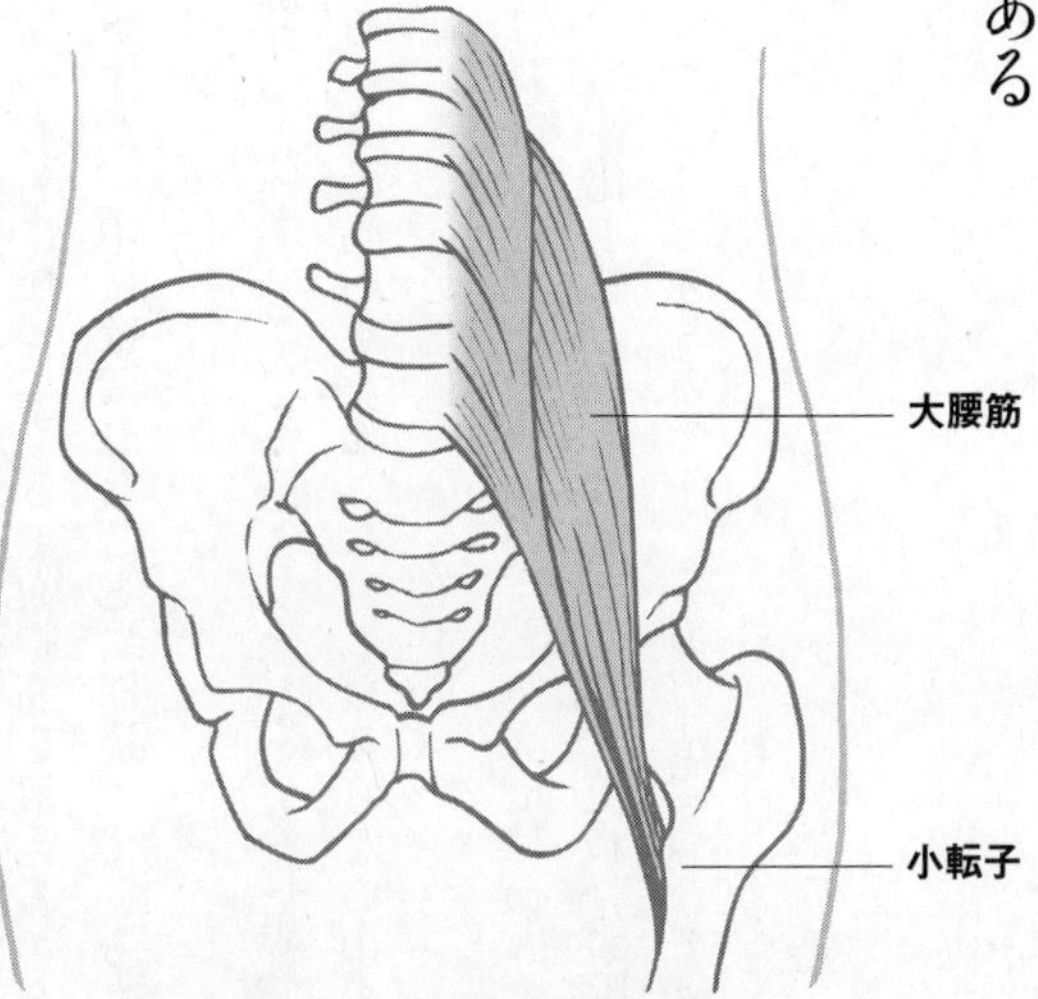

大腰筋は、腰からはじまり、お腹の中を通って、腿の内側の付け根である小転子にかけてつく、太くて長い深層筋。脚を上げたり、姿勢を保ったりするとき、その動きの中心となる

った大腰筋に多くの人が注目するようになったのです。

そんなふうに大腰筋が有名になってくると大腰筋を鍛えるエクササイズのようなものが流行りだすのですが、中には残念なことに間違っているものも少なくありません。

この大腰筋、残念ながら鍛えることはできないと、私は思っています。なぜなら、筋肉を鍛えるためにその筋肉を意識しなければならないのですが、からだの深層にある大腰筋は意識することが難しいからです。

では、あきらめなければならないのかというとそうではありません。鍛えることはできないけれども、活性化させることはできます。使われず眠ってしまっている大腰筋を目覚めさせることはできるのです。その方法については2章で詳しくお話しします。

ゆっくり歩けば大腰筋が目覚める

さて、大腰筋を目覚めさせたら、あとはその大腰筋を使って歩きます。

深層筋を使うときに大切なことがふたつあります。

ひとつはゆっくり行なうこと、そしてもうひとつはなるべく小さな動きで行なうことです。

速い、大きな動きで運動を行なうと、いつものクセが出てしまい、深層筋を使おうと思っても、気がついたら表層の筋肉で行なっているということがよくあります。大腰筋ダイエットをしようと思ったのに、知らず知らずのうちに腿の筋肉を使っていて、気がついたら脚だけが太くなっていた、なんてこともよくあります。

大腰筋を使ったウォーキングも小さな歩幅でゆっくり歩くことによって、からだの奥の筋肉である深層筋が活性化されるのです。

ゆっくりな、小さな動きですので、大腰筋を使うもっとも効果的なウォーキングは能の「すり足」です。大腰筋の働きは脚を上げることだと書きましたが、実際に大腰筋が働くのは脚を上げる最初の小さな動きだけです。あとは腿の筋肉やお尻の筋肉などが働きます。

能のすり足は、一足の長さほどの一歩が基本です。そのときの腿の動きは、ほんの少しです。ほとんど大腰筋でまかなえるほどの動きしかしません。ですから能のすり足は大腰筋を使うのには最適なのです。

私の大腰筋の太さをあるテレビ番組の企画で計測してもらったことがあります。最初にMRIを撮って、その画像を筑波大学に送って計測をしてもらったのですが、五十五歳のときに測ったら三十代前半の大腰筋の太さがありました。

私は能楽師ですが、ワキ方といって、舞台上ではあまり動き回ることがありません。舞台上ではそんなに大腰筋を使わないのですが、若いころに「すり足」を稽古したために、日常の動きで知らず知らずのうちに大腰筋を使うようになっていたのではないかと思われます。

すり足は、大腰筋を活性化させるだけでなく、疲れた足を休める働きもあるようです。マタギの方と何人かで山を歩いたことがあります。激しい登りや降りに翌日は皆、筋肉痛になりました。私もなったのですが、すり足をしながら稽古をしているうちにいつの間にか筋肉痛がなくなっていたのです。筋肉痛は主に腿の前と外側がなるのに対して、すり足では腿の内側の筋肉（内転筋《ないてんきん》）を使うからだと思うのです。筋肉痛になったらぜひすり足をお試しください。

すり足についても2章で、その練習の方法をお話ししますので、ぜひみなさんも挑戦してみてください。

もうひとつ、大腰筋を使う上で大切なことは「長い時間」歩くということです。作家の林さんにも宿題で出したことですが、大腰筋を使って歩くには一時間以上、歩くのがいいのです。これによってからだのバランスも整います。

むろんもっと長くてもかまいません。

目覚めた深層筋で長く歩くと、それがクセになります。ふだんの歩行でも、深層筋を使って歩くのが当たり前になる。それが自然になる。そうなると自然に大腰筋も使えるようになります。

ですからなるべく長く歩く、たまには一日中歩いてみる。三日なり一週間なりの「歩く旅」に出かけてみる。それがスローウォークです。

楽しみながら長く歩く

長い距離を歩くといっても、楽しくなくては続きません。

みんなでわいわいと行くのもいいでしょう。景色を楽しみながら歩くのもいいでしょう。折にふれて歌や句を詠《よ》んだり、あるいはスケッチをしたり、写真を撮ったりするのもいいでしょう。健康やダイエットのために歩くのではなく、歩くことそのこと自体が楽しいようなウォーキングをしましょう。

前に鼓の革の話を書きましたが、この話は「ゆっくり育てる」ということのほかに、もうひとつの教訓も教えてくれます。それは「事上磨練《じじょうまれん》」です。

若いころにスポーツクラブに通ったことがありました。ランニングマシンで走りながら隣の人に「どうやってここに来たのですか」と聞いたら「車で来た」といいます。あれ、それって変ですね。スポーツクラブに車で来て、そしてここでランニングをする。運動をするならばここまで歩いて来たほうが絶対いい。

鼓の革の育て方もそうです。柔らかくするためにわざわざ張り扇で打つのではなく、「鼓を打つ」という鼓本来のことをしながら育てる、それが日本の方法です。

　ですから能には発声練習も柔軟体操もありません。最初に稽古に行ったときから謡《うたい》（能の歌）を謡わされ、何もわからないのに舞わされます。謡のために発声練習をするとか、舞のために柔軟体操をするとか、何かのためにそれをするのではなく、まさにそれをする、それが日本流の稽古なのです。

　陽明学で有名な王陽明《おうようめい》の弟子に経理や訴訟などの事務を仕事にしていた人がいました。彼は仕事が忙しくて王陽明の修練会に参加できない。その悩みを王陽明にいうと、「日常の仕事こそが修行だ」とさとされます。

　これが事上磨練です（「事上練磨」で人口に膾炙《かいしゃ》しています）。

健康のためのウォーキングではなく、ウォーキングそのものの中に楽しみを見つける、それが大切なのです。

あとで紹介する「おくのほそ道ウォーク」でいつもご一緒する方がいます。その方は仕事をリタイアしてから、さまざまな歩く会に参加されています。四国に巡礼に行ったり、東海道を歩いたりと積極的です。そういう会に参加される方はお年寄りが多いらしいのですが、ほとんどの会ではかなりの早足で歩くらしいのです。だから景色を楽しみながら歩くなんてことはしない。むろん到着した場所では景色を楽しんだりもするらしいのですが、途中はただささっさかさっさか歩く。

これではせっかくのウォーキングが台無しです。日本人の本来の歩き方とはちょっと違います。

では、日本人にとって「歩く」とはどういうことだったのか。私たちの先輩たちはどんなふうに歩いていたのか。それを見ながら、スローウォークとはどのようなものかを考えてみましょう。

日本人の歩行

旅は歩くこと。それは巡礼だった

日本に限らず、昔の人々にとって旅をするということは歩くことでした。

昔の旅は、現代的な意味での旅行ではなく、その多くが信仰による巡礼でした。日本ではお伊勢《いせ》参りや四国巡礼、山岳巡礼、そしてさまざまな観音巡礼が盛んで、現代にも継承されています。

西洋でも巡礼は盛んで、特に奇跡を求めての巡礼は数多く行なわれました。エルサレム、ローマ、ルルド、そしてサンティアゴ・デ・コンポステーラなどが有名な巡礼地です。サンティアゴの巡礼では中世に『巡礼案内書』が書かれていて、いまでも読むことができます。

サンティアゴの『巡礼案内書』にはサンティアゴ・デ・コンポステーラまでの四つの巡礼路や、河川と橋のこと、宿泊施設のこと、途中で出会うかもしれない危険のこと、旅行にかかる費用のこと、各地の名所案内や聖人のこと、そして目的地であるサンティアゴの聖ヤコブ教会のことなどが詳細に書かれていて、まるで現代の旅行のガイドブックのようです。

また巡礼路には巡礼者を無料、あるいは安価で泊める巡礼宿がありました。中でも「Hospice」と呼ばれる小さな教会は、病に倒れた人も泊め、それが現代のホスピスや病院（Hospital）、あるいはホスピタリティの語源ともなっています。

サンティアゴだけではありません。日本の巡礼路にも、巡礼宿があり、また、四国などは巡礼する人に対してはホスピタリティを発揮するという伝統もあります。

日本でも、すでに中世には庶民による巡礼が行なわれていました。

そして、江戸時代以降になると、それはさらに盛んになり、巡礼に名を借りた観光旅行のようなものも流行りだしました。

巡礼に行くために積み立てをする「講《こう》」が各地で行なわれたり、「御師《おし》」と呼ばれるいまのツアーコンダクターのような人も登場しています。「御師」は正確には現代のツアコンとは違い、巡礼先の寺社と関係を持つ宗教者が多く、御師という名称も「御祈禱師」を縮めたものだともいわれています。また「講」もただの積み立てではなく、宗教的なグループとしての性格もありましたので、観光的であったとはいっても、やはり巡礼的な色彩はちゃんと残していました。

御師が全国を巡り、土地土地で彼が中心となって宗教的グループとしての講を結成し、また全国の講を回って結束を固め、そして旅行費用も積み立てる。そのようなシステムによって、日本人の「歩く旅」は江戸時代以降、急速に発展してきたのです。

また、さらに古くからの伝統であり、主に貴族である歌人などが行なってきた「歌枕《うたまくら》」を巡る旅も、歌人だけでなく連歌師や俳人も行なうようになり、ふだんはそのようなことをしない庶民の旅人でも歌枕に立ち寄ると歌や句を詠むことが求められ、「詠まなければ、ここを通さない」などといわれた場所も江戸時代にはあったようです。

ゴールのない旅

西洋と日本の巡礼を比べてみると、いくつかの違いがあることに気づきます。この違いを見ていくと、日本人の歩行法の特徴が見えてきます。

●ふたり以上で旅をする

日本の巡礼は「講」に象徴されるように、数人で行くことが多い。いまでも旅行をしようというときに旅行会社の団体パック旅行で行く人が少なくないように、どうも日本人はグループで旅をするのが好きなようです。

グループといっても大人数だけがグループではありません。ふたり旅もよく行なわれました。芭蕉も、西行《さいぎょう》も、そして弥次《やじ》さん・喜多《きた》さんも同行者を連れて旅をしています。

四国巡礼などは、仮にひとりで行っても、常に弘法大師《こうぼうだいし》・空海《くうかい》とふたりで歩いているという「同行二人《どうぎようににん》」の考え方が基本です。孤独に黙々と歩くのではなく、人とともに歩く、それが日本人の旅の基本なのです。

●楽しんで歩く

数人、あるいはふたりで行く旅は、自然に遊興を伴うものになります。寺町に遊郭はつきものです。昼は真面目に歩いていても夜になれば遊郭に繰り出したり、あるいは酒盛りをしたりしてわいわいと旅をします。楽しい旅が日本人の旅の特徴なのです。

西洋の巡礼のストイックな旅や、あるいは後年、大航海時代以降に盛んになる冒険の旅とはだいぶ違った趣《おもむき》をもっています。

さすがに西行や親鸞聖人《しんらんしようにん》の旅に遊興はなかったでしょうが、芭蕉の旅には宴会もあり句会もありで、決してストイックに句の道を求めていただけではなかった。弥次さん・喜多さんなどは、現代人が読んでもびっくりするくらいにはちゃめちゃな旅をしています。

楽しんで歩く、これも日本の歩行法の特徴です。

●歌や句を詠みながら歩く

はちゃめちゃな弥次喜多道中と真面目な西行の旅に共通するものがあります。それは名所旧跡では歌や句を詠むということです。旅をしながら韻文である歌や句を詠むことはただの風流ではありません。

歌枕、あるいは俳枕と呼ばれる名所で歌や句を詠むことによって、歌人や俳人の魂、すなわち詩魂と交流する、これも日本人の旅の特徴のひとつです。

●廻遊性

日本人の旅の特徴として廻遊性が挙げられます。西洋の巡礼の多くは、エルサレムやサンティアゴなどの聖地に到達することを目的とします。できるだけ寄り道をせずに聖地にまっしぐら、それが西洋的な巡礼です。それに対して日本の巡礼路の多くは、たとえば四国巡礼にしろ、三十三箇所の観音霊場巡りにしろ、一応の始点・終点はありますが、ぐるぐると回りながら、さまざまな聖地を旅していきます。

場合によっては途中から歩き始めてもいいし、逆廻りもある。ぐるぐる回る廻遊性が日本の巡礼の特徴なのです。

この廻遊性の旅では目的地に着くことよりも、その道中を楽しむことが大切になります。歌や句を詠むのも、そのひとつです。エルサレムに着かなくても全然かまわない。それよりも道中が楽しければいい、なんていうのは聖地巡礼をする人には信じられないことでしょう。

この廻遊性は、日本庭園の特徴にもなっていますが、それについては5章に詳しく書きます。

このような日本人の旅の特徴をもとにして考えると、日本人に合った歩き方というのがおのずと見えてきます。ひとことでいえばそれはスローウォークであり、キーワードでいえば「ゆっくり」「長い距離」「景色を眺めながら楽しく」の三点になるでしょう。そのような歩き方が日本人の歩き方であり、和のウォーキングなのです。

昔から日本人は、このような旅をしながら、知らず知らずのうちにからだだけでなく、こころや、人生すらもリセットしていたのですが、そのことに関しては4章、5章でお話ししましょう。

目的を手放してリセットする

私たちも、日常の俗事に疲れると「旅に出たい」と思うことがあります。旅に出て、異郷に行けば何かが変わるのではないか、そう思って旅立ちます。

しかし、せっかく異郷を旅して素晴らしい景色を見ても「これ見たことがある」という写真的既視感が湧き上がり、予想したほどの感動がないということが多いのではないでしょうか。むろんときには旅先で本当にわくわくしたり、どきどきしたりすることもあります。が、それすらも帰宅して数日すれば、ほぼ完全に忘れ、写真でかろうじて思い出の残滓《ざんし》をなめるだけです。

それは、私たちが「和のウォーキング」的な歩き方も、そのような時間の使い方も忘れてしまっているからです。目的志向的な価値観にあまりに慣れすぎてしまったために、旅ですら楽しめなくなっています。

現代人にとって競技といえば、目的地にいかに早く到達するかということが競われます。一〇〇メートル走にしろ、マラソンにしろ、競泳にしろ、トライアスロンにしろ、それが当たり前になっています。

以前に内田樹《うちだたつる》さんと対談をしたときに、これとはまったく違った価値観の競技がときにはあってもいいのではないかという話になりました。

たとえば出発点はお江戸日本橋。ゴールは大阪の日本橋。到達するまでの時間は問わない。問われるのは、その間にいかにさまざまなことを体験し、そしてどんなに素晴らしい韻文（歌でも俳句でも詩でも）を詠んだかということ。ひょっとしたら数週間でゴールする人がいるかもしれないし、三年経ってもまだゴールをしないという人がいるかもしれない。

そんな競技も楽しいんじゃないか。

考えてみれば、これこそが日本人にとっての旅であり、それを実現する歩き方が和のウォーキングなのです。

本書の最終章は、そんな旅へみなさんを誘《いざな》う章です。

ぶらぶらと長くゆっくり楽しみながら歩くことで、からだは自然に整ってゆく。そんな身体リセットを日本人はずっとやっていた。

ぜひ和のウォーキングを身につけて、ゆったりした旅に出かけてみてください。

2章

「和」のウォーキングのからだを作る

——日本人のための深層筋エクササイズ

長く歩けるからだを準備

一日八時間、二週間歩くために

「和」のウォーキングとは、脚の筋肉をあまり使わない歩き方であり、そして自然と一体化しながら歩く歩き方です。そして、正しい姿勢と正しい歩き方をすれば、からだは自ずと整ってくる。そんなお話を1章ではしました。

また、日本人の旅は、歩行による旅でした。

江戸の日本橋を出て、お伊勢参りをしたり、大坂まで歩いたりもしました。日本橋から伊勢までも、そして江戸から大坂の日本橋までもおよそ五〇〇キロです。

浮世絵師の葛飾北斎《かつしかほくさい》は八十歳を超えて、江戸と小布施《おぶせ》（長野県）の二〇〇キロ以上ある道を何度も往復したという話もあります。芭蕉の『おくのほそ道』の旅などは全長約二四〇〇キロ（六〇〇里）、一五〇日にも及ぶ旅です。ちなみに日本列島の全長はおよそ三一二六キロですから、ほぼ日本列島縦断をしたようなものです。芭蕉は当時、四十五歳。決して若くはない年齢での長途の旅です。

その旅は現代のような時間を争う旅ではありませんでした。ゆっくりと景色を眺めながら、ときどき俳句や短歌を詠んだりしながら歩く旅でした。また弥次喜多道中のように、気のおけない仲間とわいわい騒ぎながら歩く旅でした。それが日本人の歩行、和のウォーキングなのです。

本章で紹介するエクササイズも、そんな歩きをするためのものです。一日八時間、一週間や二週間歩く。しかも気楽に、自然と交感しながら歩く。そんな歩行を実現するためのエクササイズです。

ですからこのエクササイズの目的は速く歩くことでもありませんし、ダイエットでもありません。

1章で書いたように、私は、わざわざからだを痛めつけるようなエクササイズはちょっと変なのではないかと思っています。特に中年以降の人はいまさら無理をする必要はないでしょう。

せっかくいままで頑張ってきたからだです。もっと大事に使って、できるだけ長く人生を楽しみながら生きたいものです。

本章ではそんなからだに優しいエクササイズを紹介します。

さて、今回のエクササイズは「歩行エクササイズ」「上半身」「下半身」の三つに分かれます。

ウォーキングは全身運動です。下半身の重要さはもちろんのこと、上半身、特に肩甲骨《けんこうこつ》を中心とした肩周辺が自由に動くことも大切です。自然な腕の振りが背骨を伝わって下半身、おもに深層筋である大腰筋《だいようきん》に伝わり、歩行がより楽になるのです。

この下半身、上半身のエクササイズは「相撲エクササイズ」と「ゆらしエクササイズ」に分かれます。相撲エクササイズは相撲の稽古である腰割りとテッポウを行ない、股関節と肩関節を自由にします。ゆらしエクササイズは筋肉を柔らかくするためのエクササイズです。関節が自由になり、筋肉が柔らかくなると、疲れずに長い距離を歩くことができるようになります。

具体的なエクササイズの方法に入る前に、相撲エクササイズとゆらしエクササイズについてお話をしておきましょう。

なぜ「相撲エクササイズ」は日本人に合っているのか

相撲エクササイズは元・力士の一ノ矢《いちのや》さん（松田哲博《まつだてつひろ》さん）に指導していただきます。詳しくは次章でお話ししますが、日本人のからだにとって、もっとも適しているストレッチは相撲の稽古の中にあります。

あの体形なのにお相撲さんのからだがとても柔らかいことに驚く方も多いはずです。

特に股関節と肩関節の柔らかさは驚異的です。開脚で一八〇度開くのは当たり前。肩だってかなり柔らかい。相撲部屋の多い両国《りょうごく》辺りを散歩していると、大きなからだで、小さな自転車を自由に操《あやつ》りながら買い物に行く若い力士の姿をよく見かけます。これはからだの柔らかさがあってはじめて可能になります。

確かにあの巨体と巨体がぶつかるのですから、からだが硬かったらすぐに怪我《けが》をしてしまいます。相撲の稽古の基本そのものが、からだを柔らかくすることにあるのです。

しかし、この「からだが柔らかい」というのは、いわゆる柔軟性があるというのとは違います。サーカスの団員のように、からだ全体が軟体動物のようにぐにゃぐにゃというわけではないのです。見せるための柔らかさではない、運動や日常生活を送る上でもっとも適した柔らかさなのです。

お相撲さんのからだの柔らかさとは、動きの要である「股関節」と「肩関節」が自由であるということです。そのほかの部位はそんなに柔軟性があるわけではありません。

からだの柔らかさを見せるということを職業としていない人にとって、この、必要なところだけが柔らかく、ほかのところはそうでもない、ということはとても大切なことです。

必要以上に柔らかくしてしまうと、今度はスタビリティ（安定性）がなくなってしまいます。まっすぐに立っているのもつらくなるし、歩くときも座るときもぐにゃぐにゃで、だらしない格好になってしまいます。そうすると今度はスタビリティを維持しようと、一生懸命に筋肉をつけようとしたりします。

柔軟性も適度な柔軟性が大切なのであり、それを実現するには相撲をベースにしたエクササイズが適しています。

筋肉をゆるめる「ゆらしエクササイズ」

相撲エクササイズでは関節が自由になることを目指しますが、筋肉をゆるめる方法として本書で提案するのは「ゆらしエクササイズ」です。

この方法は、野口《のぐち》体操の創始者である野口三千三《みちぞう》氏の考え方をベースにしています（60ページ）。

ゆらしエクササイズはとても簡単です。関節を意識して、からだをゆらすだけです。ゆらすだけでからだの緊張は取れて、ゆるみます。

からだをゆるめるということではストレッチに似ていますが、ストレッチと違うところは自分の意思でゆるめようとしないところです。できるだけ自分の意思を放って、自然に任せてゆらゆらゆらします。そうすれば、その人のからだに必要な分だけがゆるむのです。

初めてやった方は「ちょっと物足りない」と感じるでしょう。しかし、そのくらいがちょうどいいので、安心して物足りなさをお楽しみください。

ゆらしエクササイズのキーワードは「関節」と「ゆらす」です。

施術者がいる場合は、関節を軽く握ってゆらゆらとゆらします。ひとりでする場合には枕のようなものに関節を置き、自分でゆらゆらとゆらします。

ロルフィングを創始したアイダ・ロルフは「ロルフィングにはセラピストはいない。いるとすれば『重力』だ」と言っています。

私たちのからだは、もともと地球上の重力下で「楽《ラク》」に生活していくことができるように創られています。それこそがからだの「福音《ふくいん》」だとアイダ・ロルフは言います。「福音」とは英語でゴスペル。「グッド・ニュース（Good News）」です。素晴らしいニュースを聞くと、わくわくして踊り出したくなります。そんな力を持ったメッセージが福音なのです。

いままで重荷だと思っていた重力、これが実は私たちのからだを助けてくれるという、このことに気づいただけで、私たちのからだはもう変化し始めます。人のからだは、本来「楽《ラク》」に生活ができるように創られています。それが、たとえば怪我とか、あるいは長年続けてきた姿勢の問題とか、そういう不自然な行為によって、一時的に「苦」の状態に陥っているだけです。

施術者であるロルファーは、からだが持っている、「楽」な姿勢の可能性をもう一度取り戻すためのお手伝いをしますが、それを実際に行なうのはロルフィングを受けに来ているその人と、そして「重力」です。ロルファーはお手伝いだけ。そして、ゆらしは、そのお手伝いのための大切なツールなのです。

重力を「重さの神」と呼んだ野口三千三

日本でも、重力の大切さを提唱して、さらにそれを体操にまで発展させた方がいます。

それが前にお話しした野口体操の創始者である野口三千三氏です。

野口三千三氏は、重力を「重さの神」と呼びました。アイダ・ロルフが重力を「ゴスペル（福音）」といったのに似ています。

野口氏は、その「重さの神」の声を聞けと言います。そして、そのためにもっとも大切な方法が、「ゆらす」ことです。

身体を研究するために解剖学を学んだ野口氏は、しかし死んだ人間を扱う解剖学で、生きている人間のからだを考えることに違和感を覚えました。死んだ人間の身体と、生きて動いている人間のからだは違うんじゃないか、そう思ったのです。そこで野口氏は解剖学的な視点とはまったく違う視点で、人間のからだを捉えなおしました。

野口氏は言います。

「生きている人間のからだは、皮膚という生きた袋の中に、液体的なものがいっぱい入っていて、その中に骨も内臓も浮かんでいるのだ」

この一文はとても大切です。この一文では三つのことを言っています。

(一) 人間のからだは、皮膚という生きた袋である

(二) その中には液体的なものがいっぱい入っている

(三) その液体的なものの中に骨も内臓も浮かんでいる

皮膚という生きた袋

生きている人間のからだは「皮膚という生きた袋である」、野口三千三氏はまず

そう定義します。

ボディワークを勉強するときにも解剖学を学びますが、最初に「骨」と「関節」を覚えます。そして関節をまたいでふたつ以上の骨をつなぐ「筋肉」を覚え、最後が内臓です。

しかし、ふだん私たちが自分のからだを意識するときは、骨や筋肉よりもやはり皮膚です。たとえば、本書を読まれているいま、本に触れている指に意識を向けてみる。

すると、まずは皮膚の感覚が意識されます。指の筋肉や骨を最初に意識する人は、身体系の仕事をしている人以外、まずいないでしょう。私たちにとっての「からだ」というのは、まずは皮膚なのです。

皮膚は感情を記憶するという人さえいます。

その皮膚を「生きた袋」だと野口氏は言います。

自分のからだを「袋」だとイメージしてみましょう。からだ全体を包む大きな袋。しかも「生きている袋」ですから、それは伸び縮みする弾力性のある袋です。

その袋に腕や足、そして頭部のようなでっぱりがあります。そこは大きな袋の一部がびよーんと伸びたところです。そうやって自分の指を一本一本見てみると、それらもまたさらに小さな袋たちに見えてきます。

禅宗などでは、人間のことを「糞袋《くそぶくろ》」と言ったりします。糞袋とは、もともとは胃や腸を指しますが、人＝糞袋というとき、人そのものを袋だとイメージしているようでもあります。ただし禅宗のそれが、人間のからだを汚れたものだと見ているようにも感じられるのに対して、野口氏の「生きた袋」という表現には、からだへの愛が感じられます。

「人間のからだは、皮膚という生きた袋である」、これがまず第一の定義です。

変化しやすいからだ

この「生きた袋」をさらに生き生きとさせるものが、野口氏が次にいう「液体的なものがいっぱい入っている」状態です。

「液体的なもの」ですから、液体そのものではなく、液体のように柔らかで流動的なものがからだの中にはいっぱい入っている、そんなイメージです。

さて、野口氏の定義に従って、自分のからだが「生きた袋」であり、その中には「液体的なものがいっぱい入っている」とイメージしてみます。そして、そのイメージのまま、利き手の手首を軽く振ってみる。

すると、からだの中の液体の音が聞こえるような気がします。

人間のからだの中には液体的なものがいっぱいつまっているというイメージは、私たちのからだは〈変化の可能性に満ちている〉ということを教えてくれます。アイダ・ロルフも「人間のからだはとても変化しやすいし、固まりもしやすい」といいました。固まるというのも変化のひとつの形態です。

ちょっとした事故や、あるいはふだんの無理な姿勢で、からだは変化して、そのまま固まってガチガチになってしまうこともあります。しかしこれは同時にいくつになっても「私たちのからだは変化する」という可能性をも示唆しています。

そんな自由に変化し得るからだですから「からだが硬い」なんて人は本当はいま

せん。前屈で手のひらが床についたり、足が一八〇度開いたりする人のことを、からだが柔らかい人だと思いがちですが、そんなことがからだの柔らかさではないのです。

ただまっすぐ突っ立っているだけで、からだが曲がらなくても、からだの内側が自由自在に変化したならば、そのほうが柔らかい。

そう野口氏はいいます。からだが曲がることよりも、自分のからだの内側がどう変化するかということのほうが「〝柔らかい〟ことの〝動き〟ということの本質」だというのです。

そして、その方法の基本として野口氏は「ぶら下げ」や「ゆらす」ことを提唱します。本書では、「ゆらし」を中心にエクササイズをします。「ぶら下げ」に関してはぜひ巻末の参考文献の中から野口氏の著書や野口体操の本をお読みいただければと思います。

今回のエクササイズすべてに共通することがあります。それは「一生懸命にやらない」――ということです。「適当にやる」、それがこのエクササイズを成功させるコツです。

では、エクササイズを始めましょう。

「和」のウォーキング・エクササイズ

歩行エクササイズで大腰筋を活性化

最初に、歩くためのエクササイズをしましょう。

歩行エクササイズとして、まず「すり足」を紹介します。ちなみに、すり足は「足ブラ」(エクササイズ10)で活性化させた大腰筋を使うのにもっとも適した歩き方ですので、足ブラを行なったあと、すり足を行なうと、さらに大腰筋が活性化されます。疲れを覚えたとき、からだのこわばりを感じたとき、そして筋肉痛になったときなど、ぜひすり足で歩いてください。

最後に、和のウォーキングの方法を紹介します。この姿勢と、この歩き方で、ゆっくりと散歩をしてみてください。からだが自然と楽になるのを感じることができるでしょう。

エクササイズ1　ウォーキングのためのすり足

これまでの本でもすり足については何度か書いてきましたが、今回はウォーキングに直結するようにすり足のエクササイズをしてみましょう。大事なことは足、特に腿《もも》に力を入れないことです。エクササイズ10「足ブラ」と同じように、ぶらんと振り出すつもりですり足をします。※

私たちは、すり足というと「足（フット）」の部分を意識してしまうことが多いのですが、すり足で大事なのは、腿と大腰筋です。足ブラでしたように、足をゆらゆらと振るつもりで、ぶらんと腿を上げます。そのときに踵《かかと》を床につけたままにしておくと、自然に足が前に出ます。それがすり足なのです。

1　膝をゆるめて立つ

2 支える足に軽く体重を移す

3 反対の足の腿を静かに上げる

4 上がったつま先を下ろす

5 出した足に重心を移す

6 5と反対の足を一歩前に出す

7 これを繰り返して歩く

※「足ブラ」エクササイズをしたことのない方は、最初に92ページのエクササイズ10「足ブラ」を行なってから、すり足のエクササイズをしてください。

エクササイズ1
ウォーキングのためのすり足

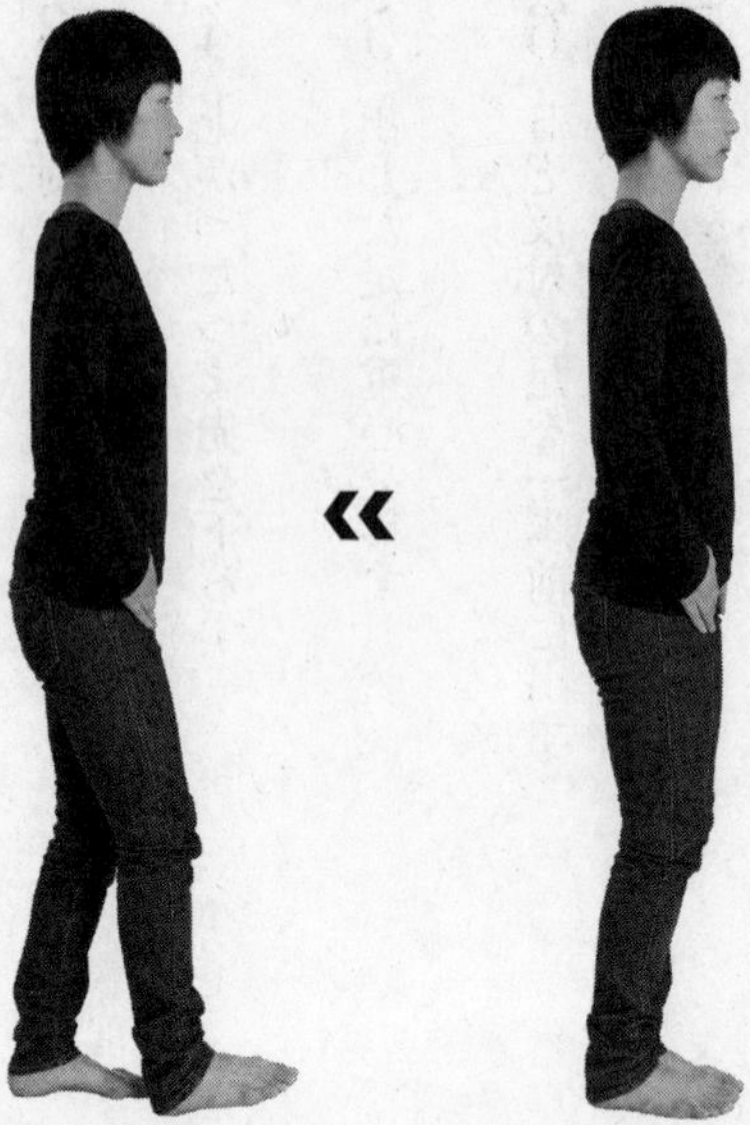

1 膝をゆるめて立つ

膝をまっすぐにしてピンと立つと膝の裏側が硬くなるので、最初に膝の裏をゆるめて立つ。やや膝が曲がった感じになる

2 支える足(左足)に軽く体重を移す

支えるほうの足にやや重心をかける。見た目でわかるほどからだを斜めにする必要はない

3 反対の足(右足)の腿を静かに上げる

ぶらんと振るつもりで反対の足（右足）の腿を静かに上げて一歩前に出す。そのときに右足の踵は床についたまま。踵を床につけたままにしておくと、つま先は自然に上がる。そうすると足が一歩前に出る

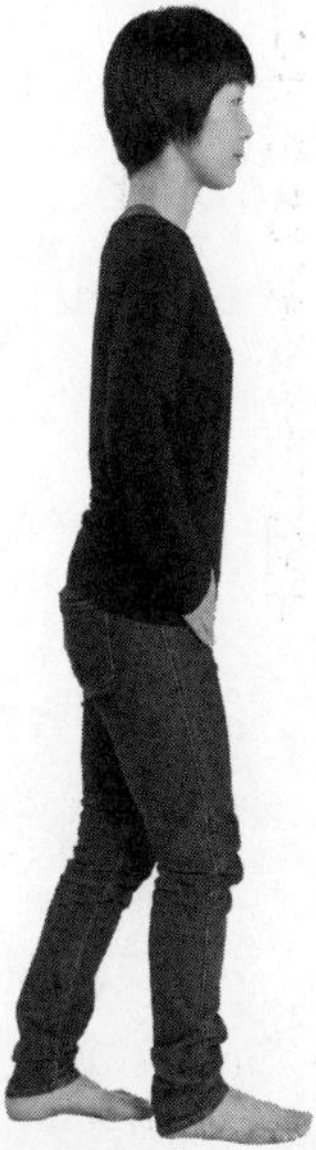

4 上がったつま先を下ろす

5 出した足(右足)に重心を移す

つま先を下げたら、その足に重心を移し、反対側の足を出す準備をする

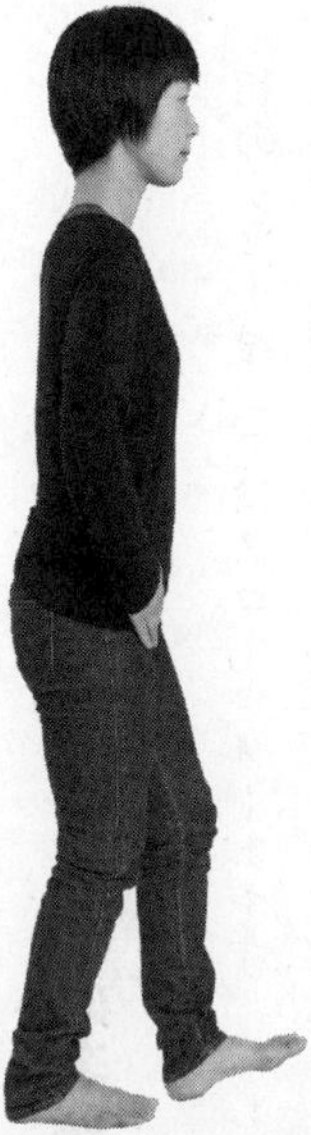

6 左足を一歩前に出す

右足を出したときと同じように、左の大腰筋を使って左足を一歩前に出す

7 これを繰り返して歩く

エクササイズ2　和のウォーキングの姿勢

和のウォーキングはスローウォークです。そして足裏全体が地面とコンタクトするのを感じながら歩くペタペタ歩きです。

姿勢も胸を張るのではなく、むしろちょっと前傾姿勢がいいでしょう。足が自然に前に出ます。しかし猫背はだめです。最初のころは次のステップで正しい姿勢を確認してから歩き出すようにしましょう。

1　まず、ふつうにまっすぐ立つ

2　からだをやや前に倒す

3　胸骨をほんのちょっと持ち上げるつもりで上げる

エクササイズ2
和のウォーキングの姿勢

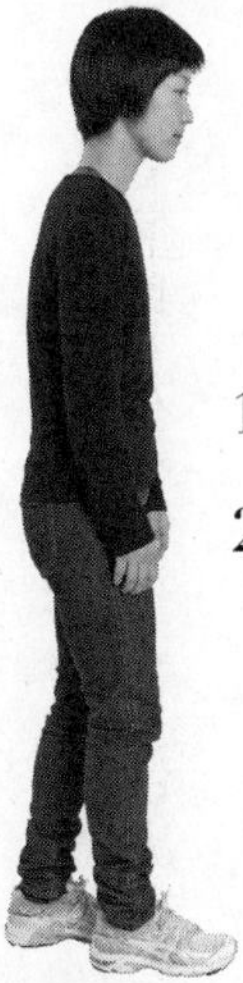

1 まず、まっすぐ立つ

2 からだをやや前に倒す

1の状態で、左の写真のようにからだをやや前に倒す。角度は人によって違うので、無理のない程度で

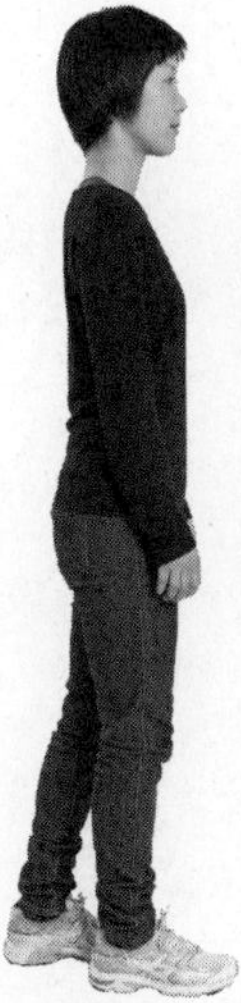

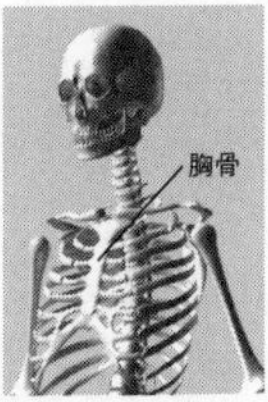

3 胸骨をほんのちょっと持ち上げるつもりで上げる

胸を張るほど上げてはいけない。イメージとしてはほんの数ミリ上げるつもりで

4 後頭部をやや後ろに引く

首や顔が前に倒れていることがあるので、後頭部を意識してやや後ろに引く

5 上半身で力が入っている部分の力を抜く

力が入っているところを意識して、ゆらゆらとゆすって力を抜く。顔の緊張のチェックも忘れずに

4　後頭部をやや後ろに引く

5　上半身で力が入っている部分の力を抜く

エクササイズ3　和のウォーキングの歩き方

和のウォーキングはペタペタ歩きです。最初のころは次のことを意識しながら歩きましょう。慣れてきたら、自然にこの歩き方になっていきます。

1　すり足と同じように、大腰筋で歩く

2　足裏を地面につけるつもりでペタペタ歩く

3　腿の内側の筋肉、内転筋《ないてんきん》を意識する

エクササイズ3 和のウォーキングの歩き方

1 すり足と同じように、大腰筋で歩く

腿を自然に振り出すつもりで歩く。小さな幅で振り出す

2 足裏全体を地面につけるつもりでペタペタ歩く

3 腿の内側の筋肉、内転筋を意識する

からだが左右にふれず、まっすぐ歩くことができる

4 肩甲骨を意識して、腕は後ろに振る

腕は自然に振れるのがいい。肩甲骨を意識して、むしろ後ろに振るようにする

5 第一歩目の呼吸を意識する

歩いているときの呼吸は意識する必要はない。むしろ歩き始めの第一歩目の呼吸が大切。一歩目を踏み出すときに吸って歩き出す。内省的に、あるいは思索をしながら、歩こうと思ったら吐いて一歩目を歩き出す

6 時速一里(4キロ)以下のスピードで歩く

楽しいことを見つけながら歩く

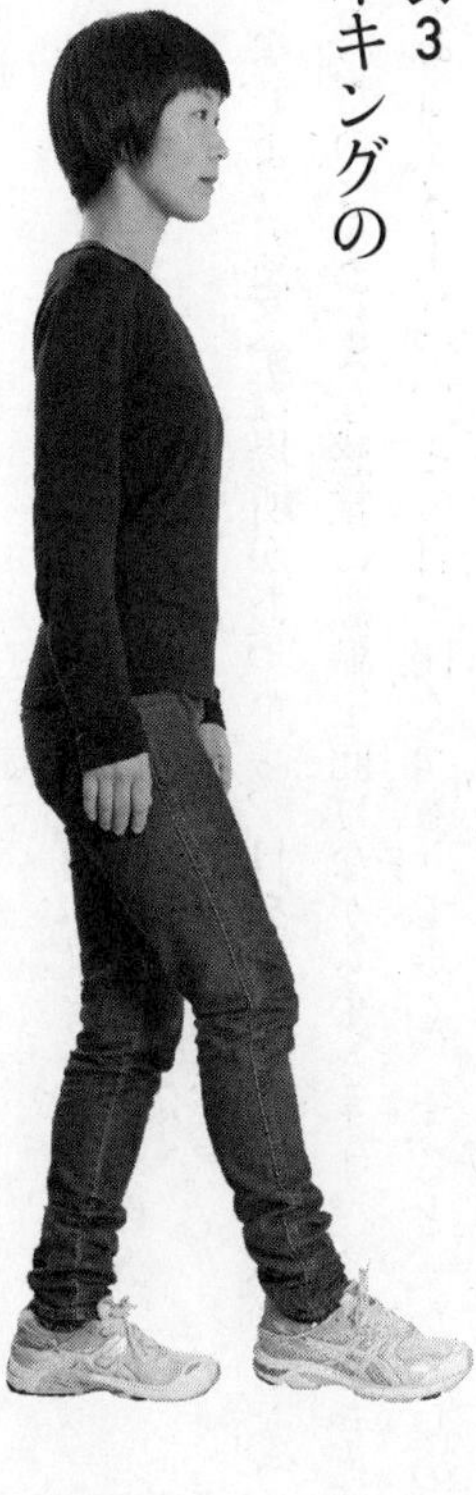

4　肩甲骨を意識して、腕は後ろに振る

5　第一歩目の呼吸を意識する

6　時速一里（四キロ）以下のスピードで歩く

速度計がついている万歩計や、スマートフォンのアプリなどを使ってときどき確認するのがいいでしょう。あるいは街を歩く人の速度の三分の二くらいで歩くと、だいたい時速一里なので、それを参考にしてもいい。

エクササイズ4　目を閉じて歩く

人や車の通らないような安全な場所があったら、目を閉じて歩いてみましょう。目を閉じて、からだのさまざまな感覚に意識を向けながら歩きます。そのときに足の裏に「目」があるイメージで、その目を開くつもりで歩く。すると、からだの変化を感じたり、あるいは緊張しているところに気づいたりするでしょう。ふだんは耳に入らない風の音や、かすかな香りにも気づくはずです。

エクササイズ5　歩く距離を延ばす

和のウォーキングは、ゆっくりと長い距離を歩く歩き方です。できれば一週間、一〇日と長い日数歩いてみたい。そのためにはまずは一日に歩く距離を徐々に延ばしていくといいでしょう。

一日一五分から始めて三〇分、一時間と延ばし、半日の小旅行、八時間の歩行、そして一泊二日と延ばしていってみましょう。

ゆるめて自由にするエクササイズ

上半身

肩甲骨、肩関節、筋肉をゆるめる

上半身のエクササイズは最初に肩甲骨をゆるめる「腕ブラ」をします。そして、それに続いて相撲エクササイズの「テッポウ」をします。腕ブラとテッポウで肩甲骨と肩関節が自由になります。次に筋肉をゆるめる「ゆらしエクササイズ」をします。なお、筋肉をゆるめるエクササイズはすべてを行なうのは一週間に一度、曜日を決めて実践しましょう。そのほかの日は、「今日はここがちょっと硬いな」と思う箇所をゆるめるようにしてください。

エクササイズ6　腕ブラ

腕ブラは肩甲骨周辺をゆるめるのに適しています。特に背中にある菱形筋《りょうけいきん》（図81ページ）がゆるみます。「肩が凝っていて」という人の多くが「実は背中が痛い」といいます。そういう人は、肩甲骨から背骨に向かって付く菱形筋が緊張していま す。菱形筋が緊張すると肩甲骨の動きが鈍り、ひいては肩凝り、首凝りの原因にもなるし、その結果、姿勢も悪くなります。

そこでまずは菱形筋をゆるめましょう。毎日一回すればいいですが、長時間のデスクワークや車の運転をした後にしてもいいでしょう。何度やってもかまいません。

1　軽く前屈をする

手が下につかない程度に（そして苦しくない程度に）、軽く前屈をする。

2 片方の腕を振る

片方の腕をゆっくりとぶらぶら振る。小さな円を、外回し（右腕なら時計回り）に描くように振るといい。一生懸命振ってはいけない。適当に振る。

3 菱形筋をイメージしながら振る

そのときに菱形筋がどんどんゆるんで長くなるのをイメージする。

4 鏡などで確認する

鏡があれば、振りながらちょっと見てみよう。振っているほうの腕だけが伸びているのがわかるはずだ。菱形筋が伸びている。

5 反対側の腕も行なう

エクササイズ6
肩甲骨まわりをゆるめる腕ブラ

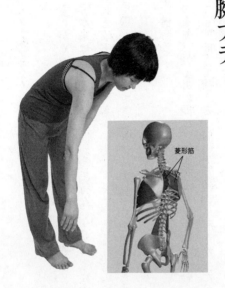

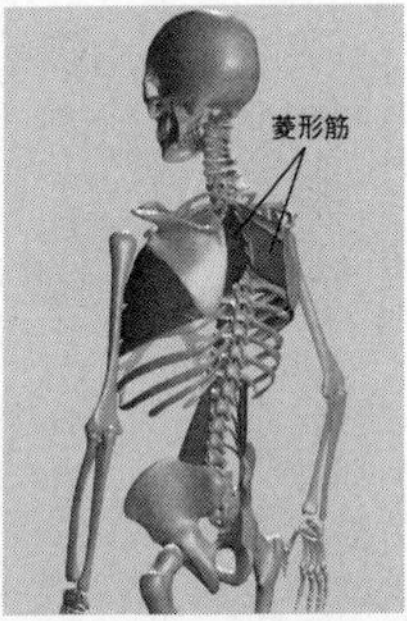

1 手が下につかない程度に、軽く前屈をする

2 片方の腕をゆっくりとぶらぶら振る。外回しに小さな円を描くように

3 菱形筋がゆるんで長くなるのをイメージしながら振る

4 鏡などで確認する。振っているほうの腕だけが伸びている

5 同様に反対側の腕も行なう

エクササイズ7　テッポウ

柔らかくなった肩甲骨周辺、そして肩関節をさらに自由にするのがテッポウです。本来はテッポウ柱に向かって行ないます。家に大きな柱がある方や、あるいは壁にどんどんやってもいい方は、それに対して行なえればベストですが、ここでは柱や壁がなくてもできるエア・テッポウを紹介します。

1　構える
つま先は軽く外に向け、肩幅程度に足を開いて軽く膝を曲げて立ち、両肘を八〇〜九〇度曲げて構える。肩の力を抜いて肘をからだの前に出す。

2　右腕を出す
肩甲骨から右腕を左前方に伸ばす。

3　肘《ひじ》を上げながら戻す
右手の甲が顔のほうに向き、半円を描いて顔の前あたりを通って戻っていく。

4　左腕を出す
左腕を右前方に伸ばしながら右肘をだんだん下げていく。

5　肘を上げながら戻す
左手の甲を顔のほうに向け、腕《かいな》を返しながら戻す。

6　右腕を出す
右腕を左斜め前方に伸ばしながら左肘をだんだん下げ、左腕を元の位置に戻す。

7　これを繰り返す

エクササイズ7 肩甲骨まわり、肩関節をゆるめる

テッポウ

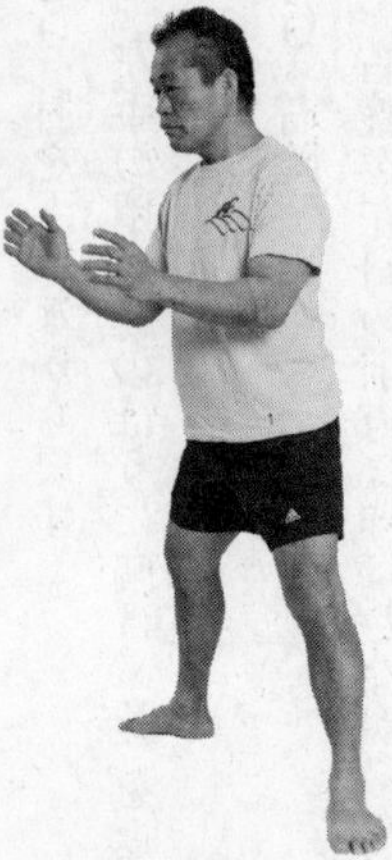

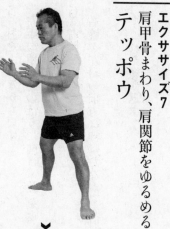

1 構える

つま先は軽く外に向け、肩幅程度に足を開き、軽く膝を曲げて立つ。両肘を80〜90度曲げて構える。肩の力を抜いて肘をからだの前に出す

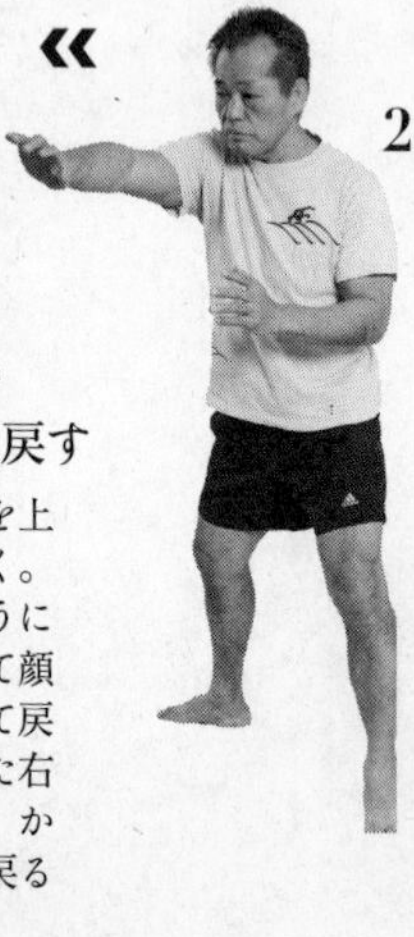

2 右腕を出す

肩甲骨から右腕を左前方に伸ばす。伸ばした手の甲が左肩の前方あたりにくるように伸ばす。顔もからだも左斜め前方へ向け、右腰から右腕までが一本につながっているつもりで右腰から伸ばすように行なう

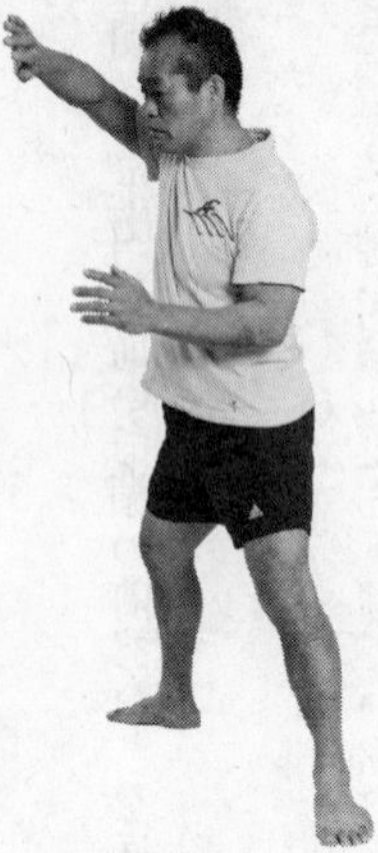

3 肘を上げながら戻す

伸ばした腕を、肘を上げながら戻していく。右手の甲が顔のほうに向き、半円を描いて顔の前あたりを通って戻っていく。伸ばした右腕が戻るのにつれ、からだも元の向きに戻る

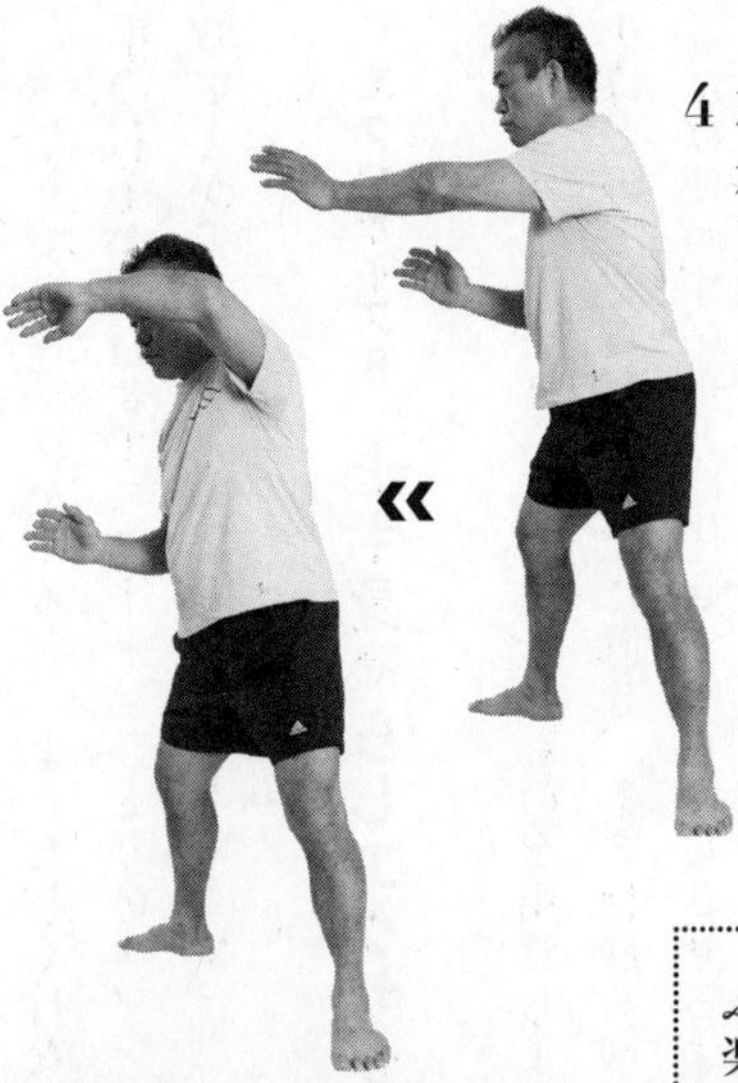

4 左腕を出す

左腕を右前方に伸ばす。伸ばしながら右肘をだんだん下げていく。からだも腕を伸ばした方向に向ける

5 肘を上げながら戻す

伸ばした左腕を、肘を上げながら戻していく。手の甲を顔のほうに向け、腕《かいな》を返しながら戻す。肘を肩より引きすぎないよう注意

6 右腕を出す

右腕を左斜め前方に伸ばす。右腕を伸ばしながら左肘をだんだん下げ、左腕を元の位置に戻す。左右の肩甲骨が背中で動くのを感じるようにする

7 これを繰り返す

ふたりテッポウも楽しい

右手と右手を合わせて始めよう。ひとりエア・テッポウより肩甲骨がよく動く

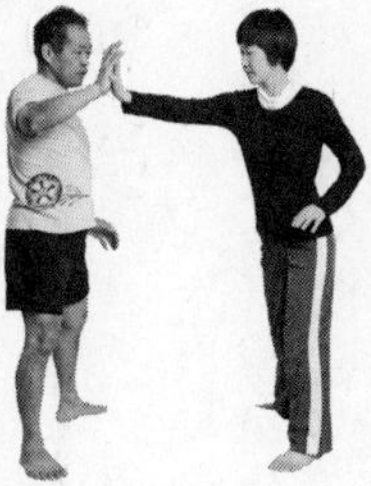

ふたりでテッポウをすると、より楽しく行なうことができます。自分の右手と相手の右手を合わせてスタート。ひとりのエア・テッポウよりも肩甲骨の動きを感じることができ、動きもより大きくなります。

エクササイズ8　上半身ゆらしエクササイズ

ちょっと硬いまくらのようなものを用意します。ゆるめようとする関節の五センチほどのところを台の上に置き、あとはゆらゆらさせるだけです。自分の力はできるだけ使わず、重力に任せてゆらゆらさせるようにしましょう。その関節をはさむ筋肉群がゆるみます。自分でゆらゆらさせるのが難しい人は、知人や施術者に頼んでゆらしてもらうといいでしょう（エクササイズ例は87〜88ページに）。

エクササイズ8
上半身ゆらしエクササイズ

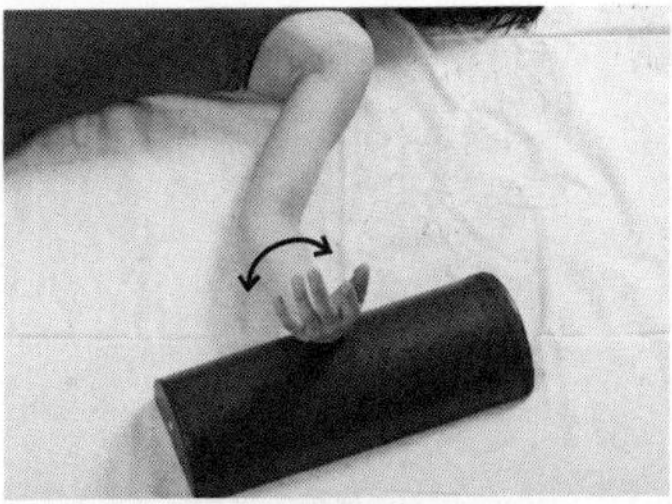

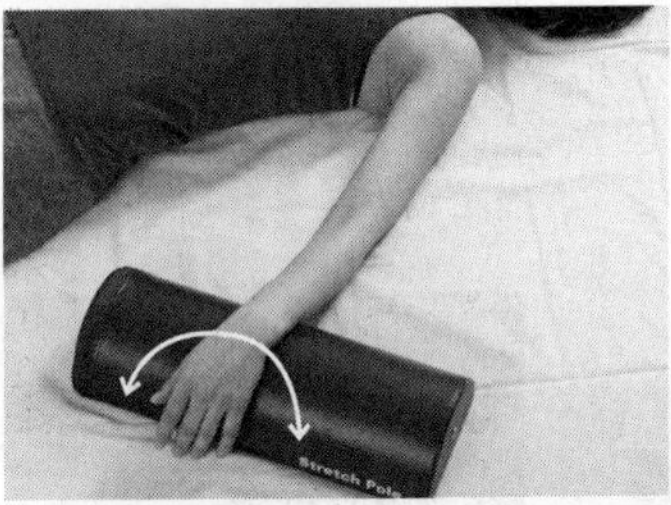

手首をゆるめる

ちょっと硬いまくらのような台の上に、手首関節から5cmほどからだよりの箇所を置き、重力に任せてゆらゆらさせる

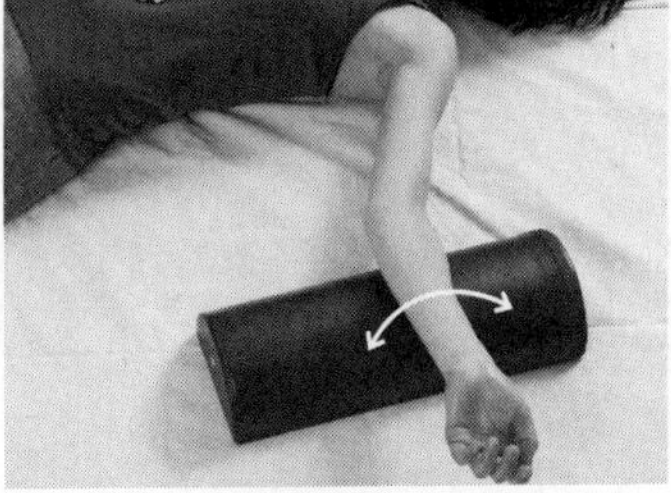

前腕をゆるめる

台の上に、肘から5cmほど手首よりの箇所を置き、重力に任せてゆらゆらさせる

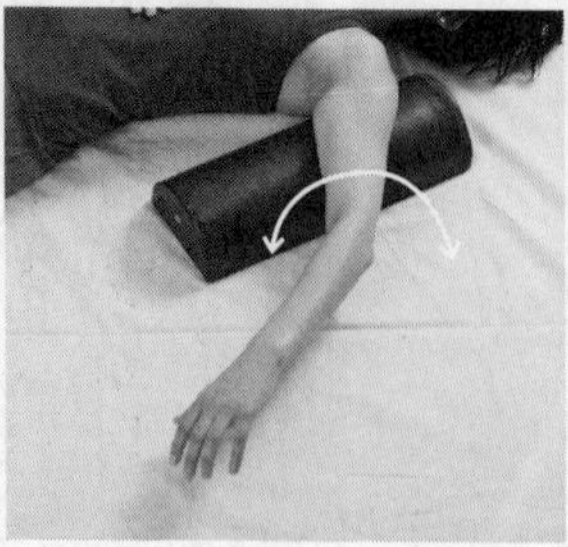

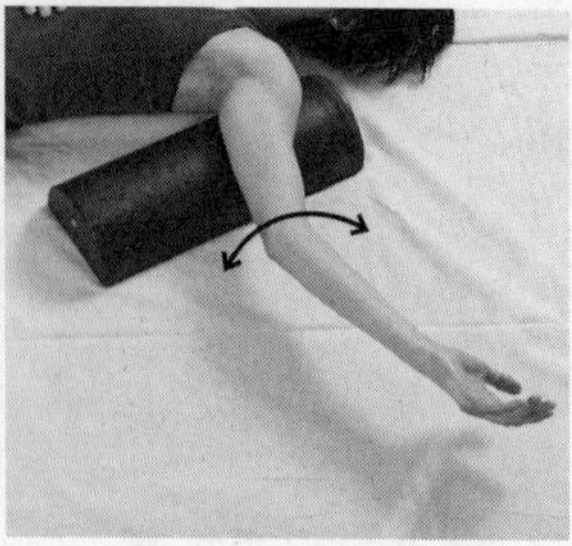

上腕をゆるめる　台の上に、肩から5cmほど肘よりの箇所を置き、重力に任せてゆらゆらさせる

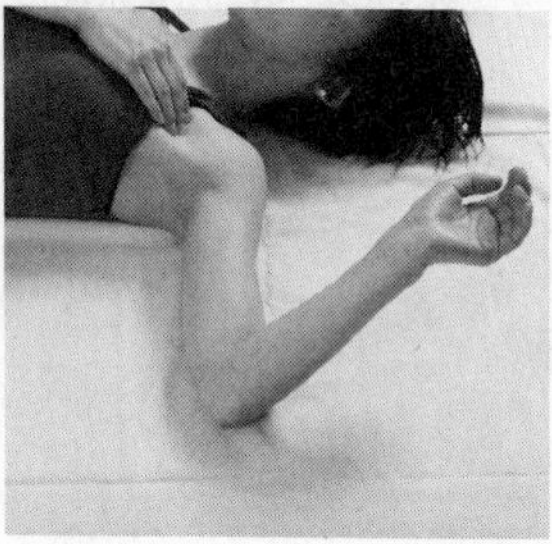

«

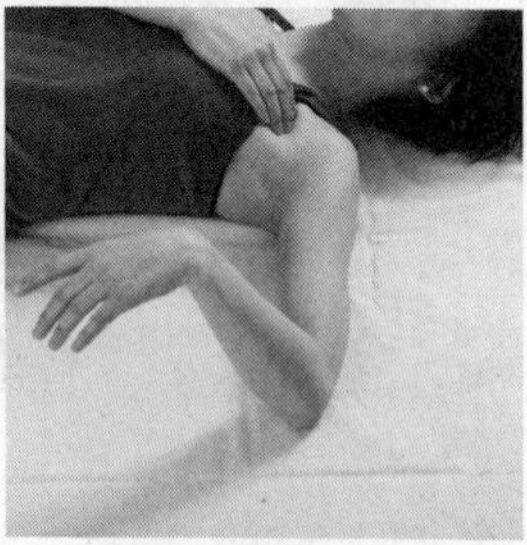

小胸筋をゆるめる　小胸筋のあたりに反対側の手を置き、少し押すようにする。重力に任せて上腕を上下させる

下半身

股関節、下半身の筋肉をゆるめる

下半身のエクササイズは最初に相撲エクササイズの「腰割り」をします。腰割りは股関節を柔らかくするのに最適なエクササイズです。腰割りを何度かしたら、次にゆらしエクササイズの「足ブラ」をしましょう。足ブラは大腰筋を活性化させるためのエクササイズです。そして最後に下半身の筋肉をゆるめる「ゆらしエクササイズ」をします。下半身も上半身同様、ゆらしエクササイズをすべて行なうのは一週間に一度でいいでしょう。そのほかの日は、「今日はここがちょっと硬いな」と思う箇所をゆるめるようにします。

エクササイズ9　腰割り

腰割りは股関節を自由にするためのエクササイズです。いつでも、どこでもできるエクササイズですので、仕事の合間やエレベーターを待っている間、あるいは家事の途中など、ちょっとした時間を使って行なってください。

1　立つ
自分の開きやすい足幅を決め（肩幅よりは広く開く）足を開いて立つ。

2　腰を下ろす
上体はまっすぐ、背筋を伸ばしたまま腰を下ろしていく。

3　これを静かに何度か繰り返す

エクササイズ9
股関節を柔らかくする
腰割り

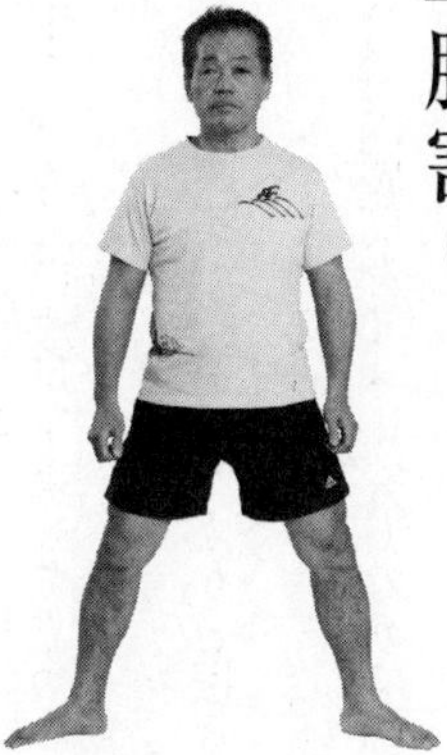

1
立つ

自分の開きやすい足幅を決め（肩幅よりは広く開く）足を開いて立つ。足幅が狭ければ浅く、広ければ深く腰は下りることになる

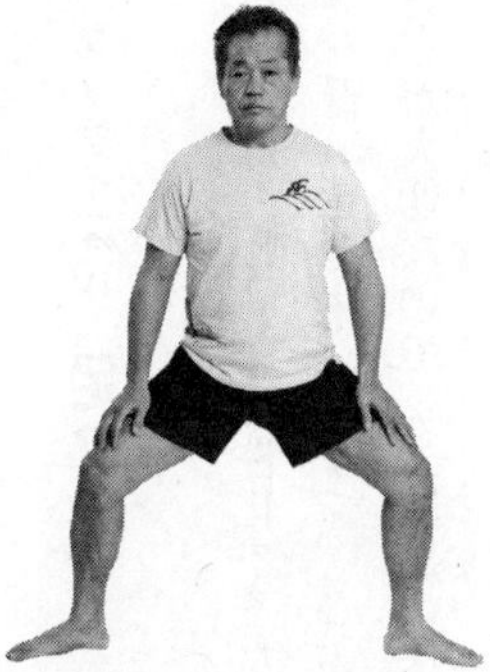

2
腰を下ろす

上体はまっすぐ、背筋を伸ばしたまま腰を下ろしていく。このときスネも床と垂直にまっすぐに立てる。膝が内側に入らないように。深く下ろす必要はない。膝とつま先の向きがそろっていればOK

×ダメな例

前傾姿勢にならないように気をつける。深く下ろしすぎないように

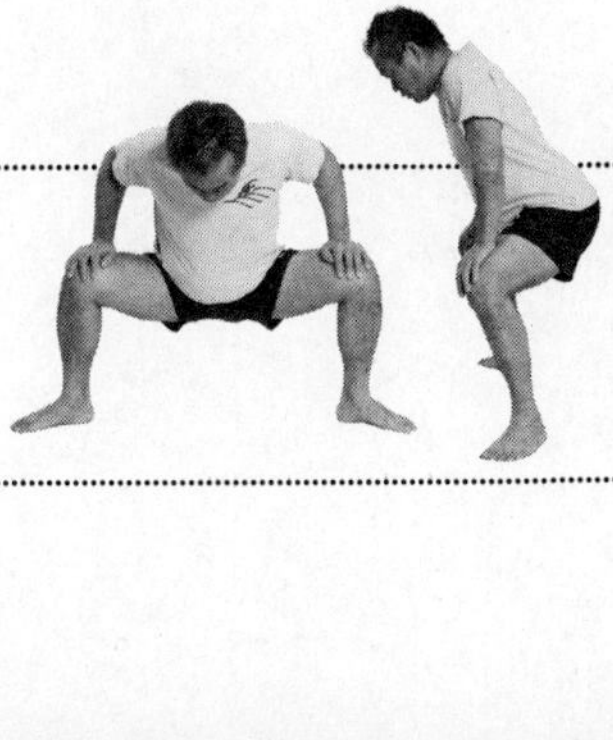

エクササイズ10　足ブラ

足ブラは大腰筋を活性化するためのエクササイズです。電話帳やお風呂の椅子のような低い台を用意します。このエクササイズでは大腰筋をイメージしながら行なうことが大切なので、大腰筋の図（93ページ）を見ながら行ないましょう。

1 台の上に片足を乗せて立つ

2 股関節で脚をゆっくりと振る

3 大腰筋をイメージしながら振る

4 脚が腰・背中から出ているのを感じながら振る

エクササイズ10
大腰筋を活性化する

足ブラ

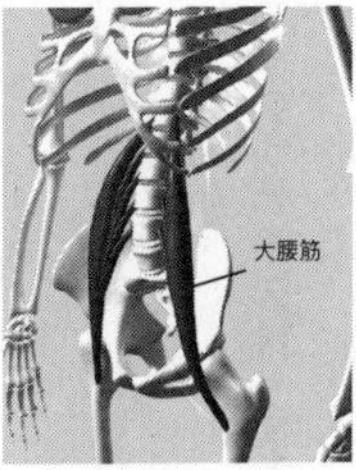

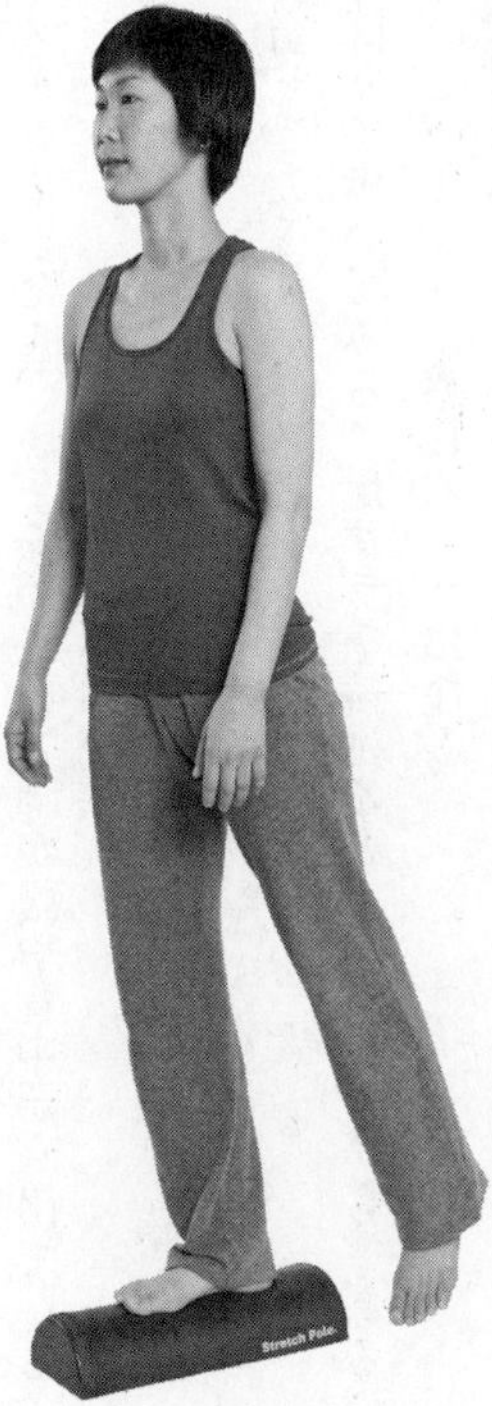

1 踏み台の上に片足を乗せて立つ

不安定な場合は、壁などに片手をつけて身体を支える

2 股関節で脚をゆっくりと振る

ぶらぶら振る。小さな動きで自然に動くようにする

3 大腰筋をイメージしながら振る

脚が揺れるとともに、大腰筋がどんどんと長くなり、どんどん活性化されるのをイメージしながら振る

4 脚が腰・背中から出ているのを感じながら振る

5 片足を数分やったら歩いてみる

踏み台から降りて歩いてみる。足ブラをしたほうの脚が活性化されて長くなったように感じる

6 反対側も同様に行なう

大腰筋がイメージできたら、いま振っている脚が腰や背中から出ているのを感じながら振る。

5 片足を数分やったら歩いてみる

踏み台から降りて歩いてみる。足ブラを続けると、脚が背中から、あるいは横隔膜や胸から伸びているように感じるようになる。

6 反対側も同様に行なう

エクササイズ11 下半身ゆらしエクササイズ

ちょっと硬いまくらのような台を用意します。ゆるめようとする関節から五センチほどのところを台の上に置き、あとはゆらゆらさせるだけです。自分の力はできるだけ使わず、重力に任せてゆらゆらさせるようにしましょう。その関節をはさむ

エクササイズ11
下半身ゆらしエクササイズ

足首をゆるめる

ちょっと硬いまくらのような台の上に、足首から5cmほどからだよりの箇所を置き、重力に任せてゆらゆらさせる

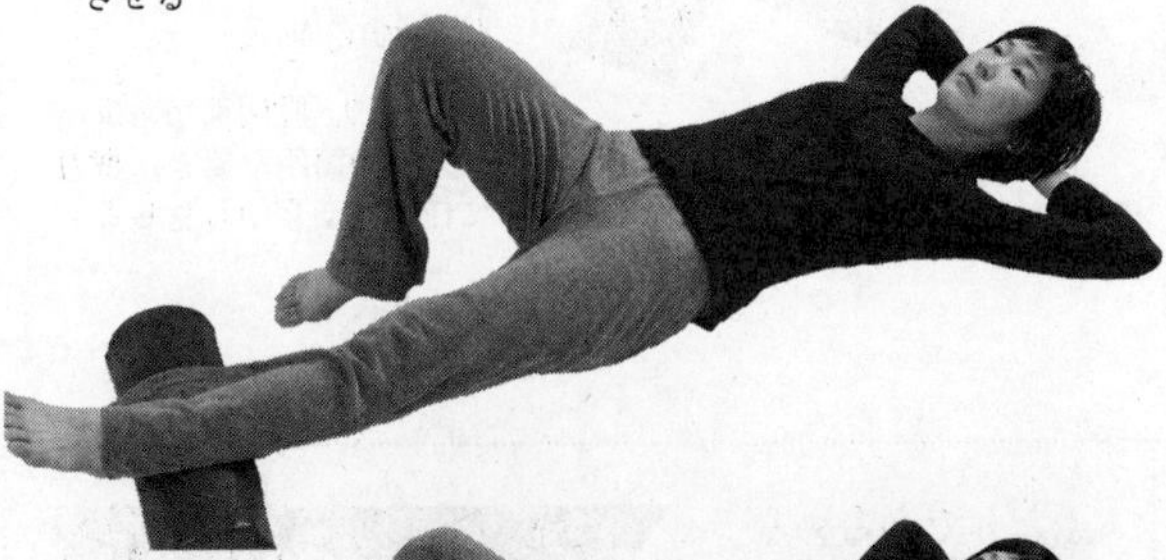

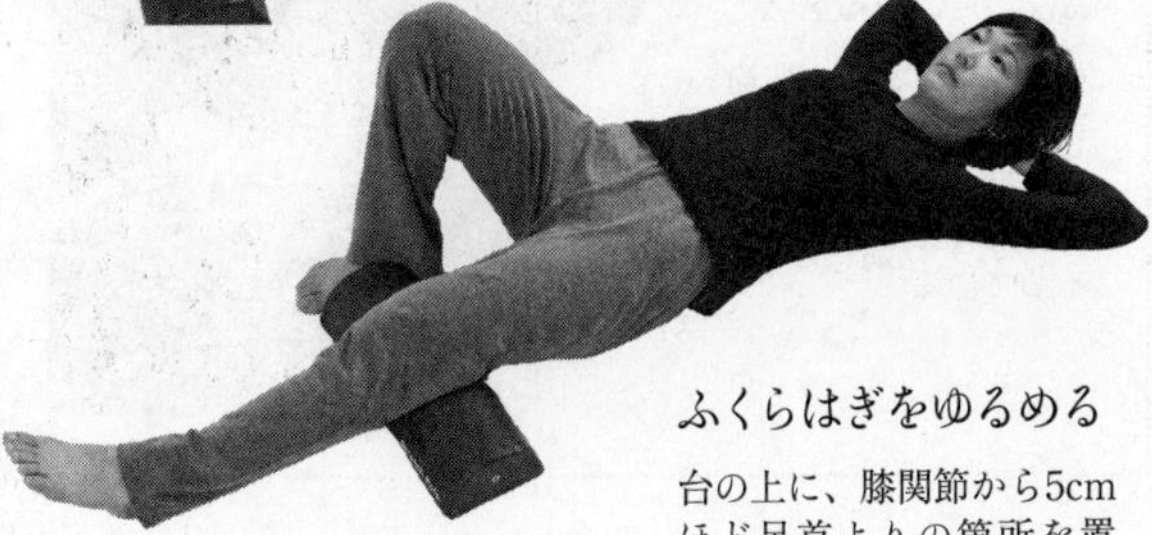

ふくらはぎをゆるめる

台の上に、膝関節から5cmほど足首よりの箇所を置き、重力に任せてゆらゆらさせる

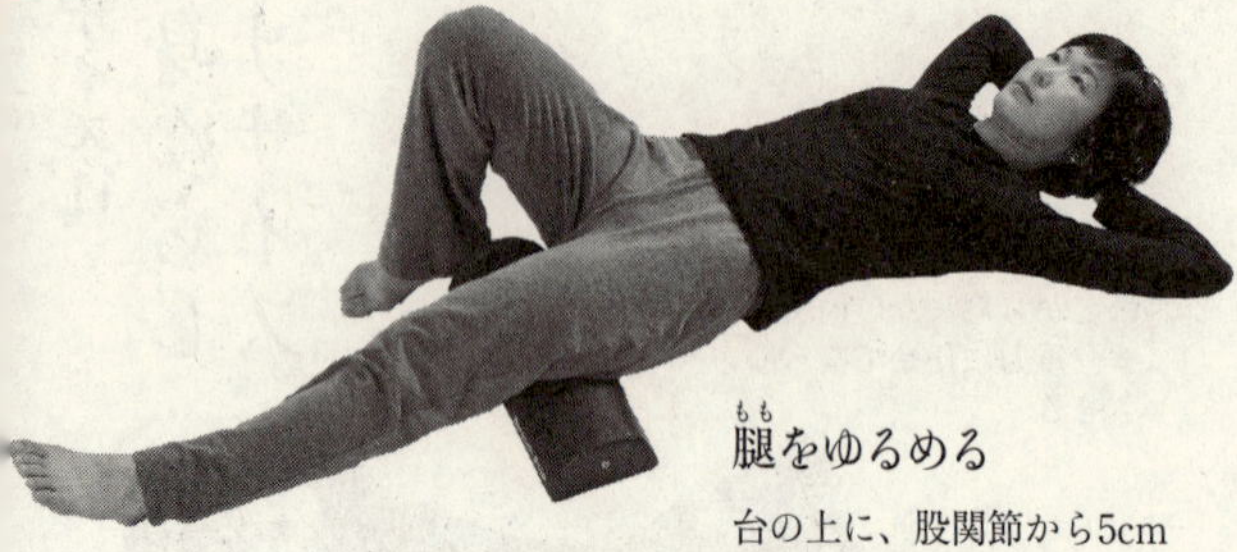

腿《もも》をゆるめる

台の上に、股関節から5cmほど下の箇所を置き、重力に任せてゆらゆらさせる

ふたりでゆるめる

相手のゆるめたい関節近くを膝の上に置いて、ゆらゆら揺らす。写真はふくらはぎをゆるめている

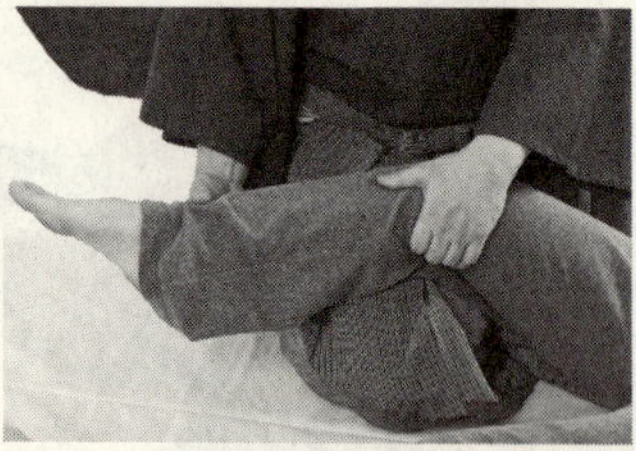

筋肉群がゆるみます。自分でゆらゆらさせるのが難しい人は、知人や施術者に頼んでゆらしてもらうといいでしょう（エクササイズ例は95～96ページに）。

エクササイズ12　四股《しこ》

1　足を肩幅に開きまっすぐ立つ
2　股関節を開いて腰を下ろす
3　重心を移動しながら右足を上げていく
4　2の腰割りの構えに戻る
5　3と同様に左足を上げていく

エクササイズ12
四《し》股《こ》

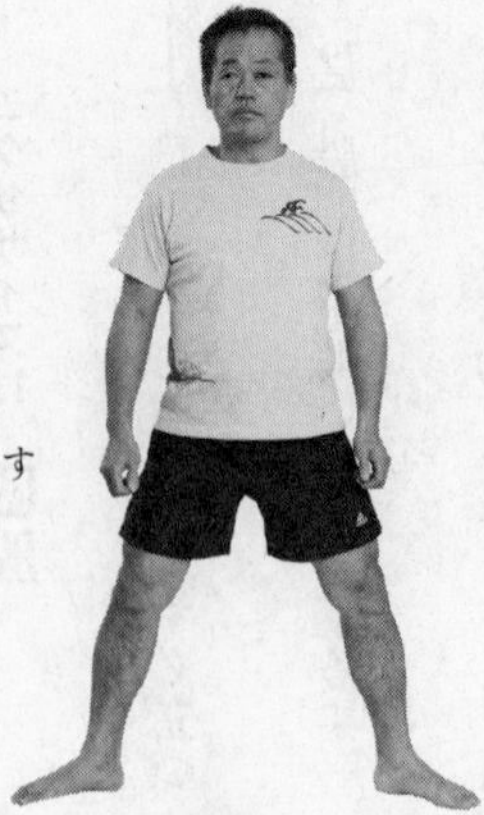

1
まっすぐ立つ

足を肩幅に開きまっすぐに立つ

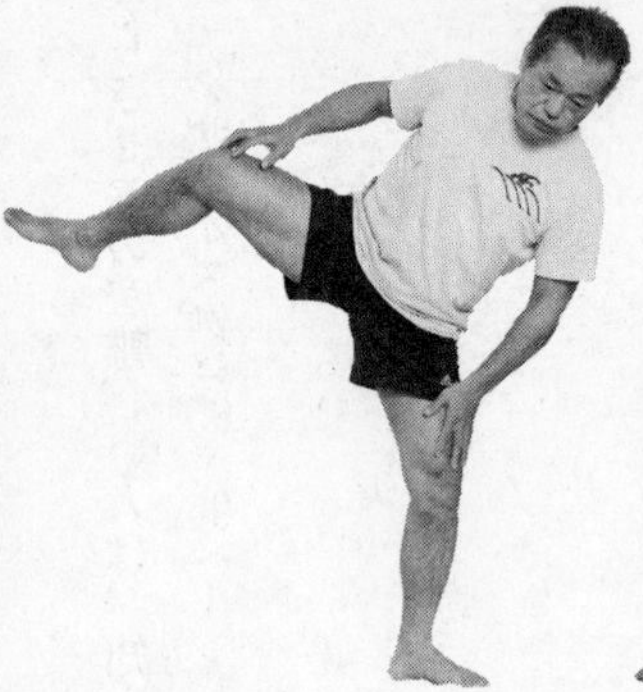

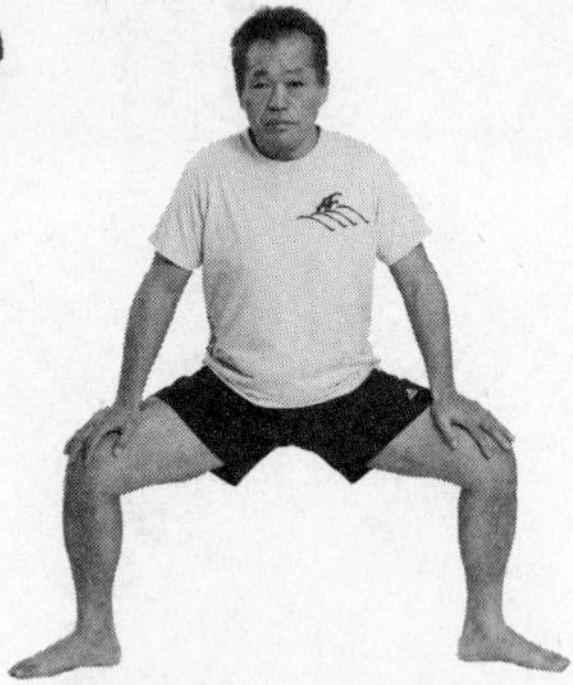

2 股関節を開いて腰を下ろす（腰割りの構え）

つま先と膝の向きをそろえて開き、上体をまっすぐ垂直に保ったまま股関節を開いて腰を下ろす

3 重心を移動しながら右足を上げていく

なるべく足の筋力を使わずに、からだ全体を使って重心移動で足を上げる。足を上げながら軸足をのばして、軸足のスネの骨でからだを支える

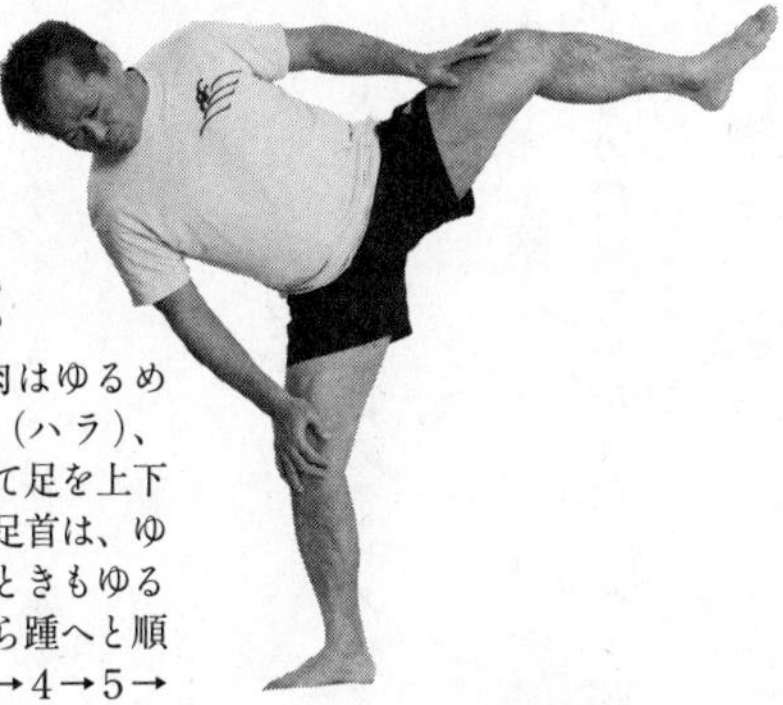

5

3と同様に 左足を上げていく

からだの表面の筋肉はゆるめて、からだの中心（ハラ）、軸、深層筋を意識して足を上下させる。上げる足の足首は、ゆるめて上げ、下ろすときもゆるめたまま、つま先から踵へと順に着地する。2→3→4→5→2と繰り返す

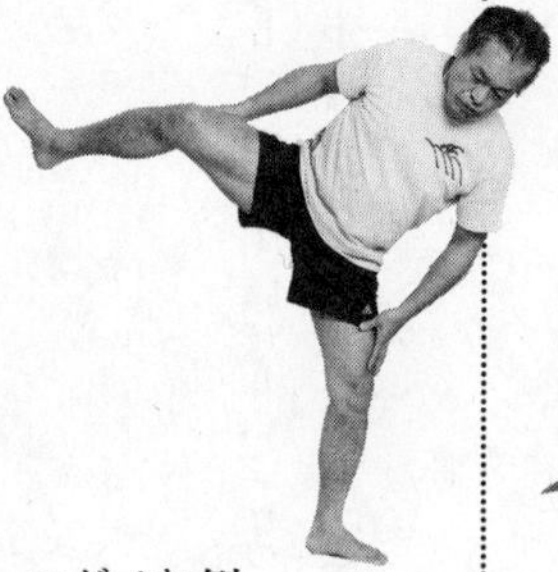

×ダメな例

上げる足に無理に力を入れない

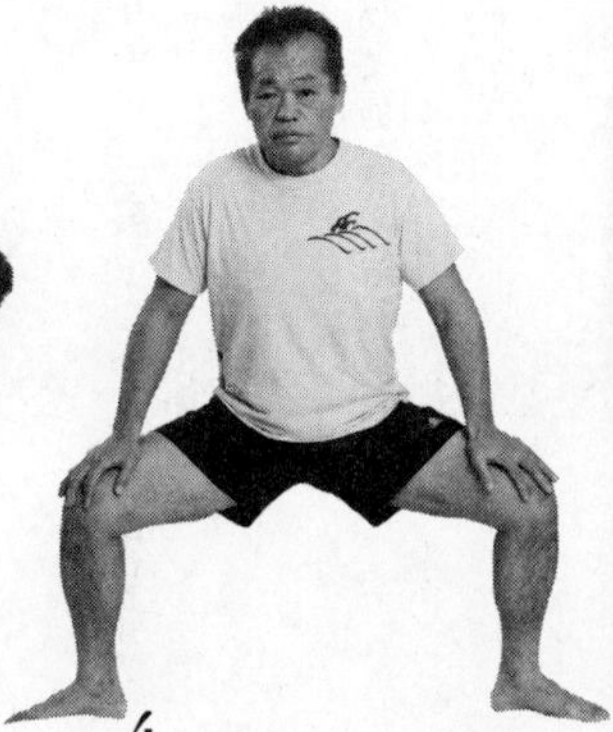

4

2の腰割りの構えに戻る

軸足の膝をゆるめ、重力を使って、いっぺんに初めの2の腰割りの構えに戻る

2→3→4→5→2と繰り返す。

エクササイズ13　足裏エクササイズ

足が疲れているときは、足の感覚が鈍くなり、つまずいたり、ころんだりしやすくなります。ときどき足裏をもんだり、タオル踏みをしたりして足裏の感覚を取り戻しましょう。

●足裏もみもみ
足裏の感覚を目覚めさせるつもりで、足裏をゆっくりともむ。

●タオル踏み
まるめたタオルをゆっくりと踏みながら足踏みをする。

エクササイズ13 足裏エクササイズ

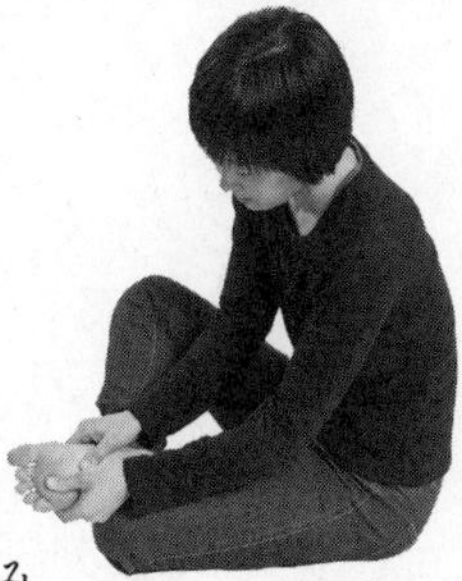

足裏もみもみ

足裏をゆっくりともむ。痛くなるまで力を入れない。じっくり、ゆっくりと、自分の足裏がどうなっているか、どこが緊張しているかを感じながらもむ

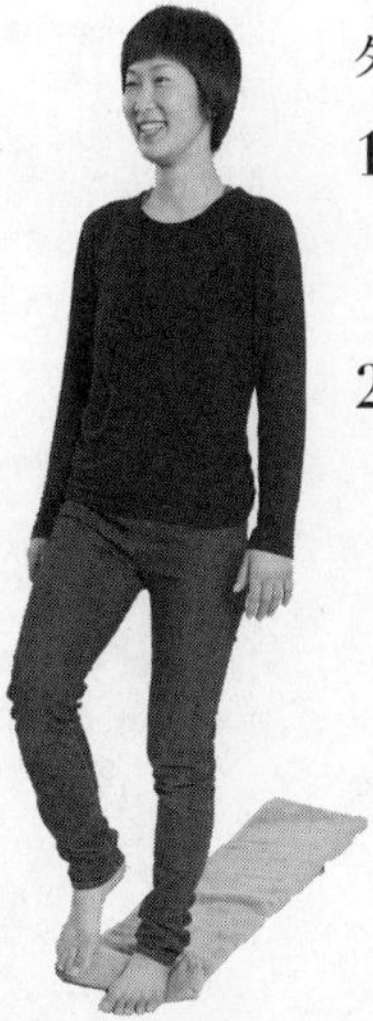

タオル踏み

1 タオルをまるめる

適当な太さの丸みになるまで、先端からくるくるとまるめる

2 土踏まずでゆっくりと踏む

まるめたタオルをゆっくりと踏みながら足踏みをする。足裏に意識を集中して、踏むたびに足裏が開いてくるのを感じる

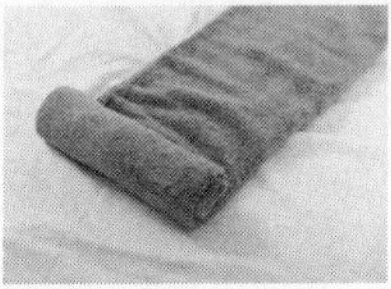

3章

日本人の身体を考える

――「気持ちいいからだ」感覚を取り戻すために

深層筋と日本人の身体

何かが違う日本人の身体

前章まででスローウォークと日本人の歩行、スローウォークのためのエクササイズについてお話ししてきました。本章では根本にさかのぼって、日本人の身体について考えてみたいと思います。なぜ、前章で紹介したエクササイズが日本人の身体に合っているのかにも触れていきたいと思います。

本書でいう「日本人の身体」とは、日本国籍を持つ人の身体という意味ではなく、もっとおおざっぱな話です。

骨格や筋肉だけを見ると、韓国の人や中国の人との違いはあまりありません。しかし、たとえばこれに日本人を交えて三人で歩いてみる。すると不思議なことに日本人はなんとなく日本人だとわかります。むろん個人差はあります。しかし、なんとなく違いがある。絶対ではないけれども、そういうことが多い。気のせいだといわれれば、そうかもしれないけれども、でもなんとなく違う。中国人の友人にもやってもらったらかなりの確率で「彼が日本人だ」と指摘されました。

これはどうも日本人には、日本人の身体性というものがあるのではないか、そう思うのです。さまざまな要素が複雑にからみあっているので、「ここが違う」とか「ここが共通する」などという断言はできないけれども、でもなんとなくありそうな気がする。そんな意味での日本人の身体です。

からだを比べる相手が中国人や韓国人などのアジア人ですと、それほどの差は感じなくても「日本人のからだは西洋人のそれとはだいぶ違うのではないか」、そう感じる人は少なくないでしょう。

それは足が短いとか、出っ歯《でっぱ》であるとか、そういう瑣末《さまつ》な問題ではなく、もっと根本的なところでなにかが違っている。すなわち栄養がよくなり身長が伸びても、歯列矯正をして歯並びが美しくなっても、なんとなく違うものがありそうなのです。

アメリカ人ロルファーが驚いたふたつの特徴

私が「日本人の身体」というものを最初に意識したのは、一〇年ほど前のロルフィングのトレーニングでした。

ロルフィングはアメリカ生まれのボディワークのため、ロルフィングを学ぶにはアメリカに行かなければなりませんでした。一回に約二カ月かかるトレーニングを三回こなし、その間に試験や論文、実地トレーニングなどがあります。しかし、私は能楽師が本職ですから、週末には舞台があり、稽古もあり、そんなに長い間、日本を離れることなんてできません。

そこで「それならばインストラクターを日本に呼んでしまえ」ということで、ロルファーの田畑浩良《たはたひろよし》さんや中村直美《なかむらなおみ》さんたちとともに、日本でのトレーニングを実現しました。その経緯は拙著『ゆるめてリセット　ロルフィング教室』に書きました。

最初のトレーニングは、座学が中心で、実技も受講生同士が施術をし合いますが、二回目のトレーニングからは、一般の方をモデル・クライアントとして招き、その方にインストラクターが施術するのを見て学びます。そのために多くの日本人にモデル・クライアントとしてボランティアをお願いしました。

アメリカ人のインストラクターも、こんなに多くの日本人の身体に、しかも集中的に施術するのは初めてということで、さまざまな発見があったようです。

そのときのインストラクターが言っていたことで特に印象に残ったのは次の二点です。

（一）日本人は「小胸筋《しょうきょうきん》」がやけに緊張している人が多い

（二）「腰方形筋《ようほうけいきん》」が短い人が多い

モデル・クライアントには日本に住んでいる欧米人も多かったので、彼らの身体と日本人の身体とを比べてみると確かにそのとおりでした。当時、ロルフィングはほとんど知られていなかったので、モデル・クライアントとしておいでいただいた方の多くは、スポーツやバレエ、演劇、音楽などのパフォーマーが多く、からだに不調がある人が多いというわけではありませんでした。からだの不調などとは別のところで、日本人は小胸筋や腰方形筋が緊張しているようなのです。

ロルファーになってから、何人もの方の身体に接してみても、確かにこの二カ所が緊張している人は多いように感じました。

さてこのふたつ、胸の筋肉である「小胸筋」が緊張していることと、腰の筋肉「腰方形筋」が短いということは、ともに筋肉の緊張＝収縮ですが、しかしその実、この両者はまったく違う性質を持っていると私は思っています。

小胸筋の緊張は、からだのさまざまな不調を作ることがあります。できればなんとかしたほうがいい。それに対して腰方形筋の緊張は、そのままでは何の問題も起こさないので、ふつうでしたら放っておいてもかまいません。それよりも、むしろその特徴を活かした運動や生活をするといいのです。

ただ、腰方形筋が短いという特徴を持った身体で、西洋的な姿勢や運動をすると問題が生じることもあるので、そこは注意したほうがいい。そう思っています。

このふたつのうち、まずは小胸筋についてお話ししましょう。

猫背の原因

前述したようにロルフィングのアメリカ人インストラクターが最初に驚いたのは、日本人には「小胸筋」が緊張している人がとても多いということです。

「小胸筋」とは、胸部にある深層筋です。

私たちが「胸の筋肉」というときに思い浮かべる、あのもりもりっとしたのが大胸筋。その大胸筋をベリッとはがすとその下から現われるのが「小胸筋」です。

筋肉はふたつ以上の骨にまたがってついていることが多く、骨と筋肉とがくっついている部分を「付着部」といいます。

小胸筋の付着部のひとつは「肩甲骨《けんこうこつ》」。肩甲骨はその名のとおり肩の骨です。三角形の大きな骨で、そのほとんどは背中についています。しかし、一部は前のほう、すなわち胸のほうに出っ張っています。

小胸筋は、肩甲骨の前側の出っ張り（烏口突起《うこうとつき》）についていて、そしてもう一方の付着部は肋骨《ろっこつ》です。肋骨の前側、三本についています。

小さい割には、なかなか影響力のある筋肉です。

この小胸筋が緊張して短くなると、まず姿勢が悪くなります。

肩甲骨が胸に引っ張られるので、肩が前にぐっと引っ張られるような姿勢になります。これが猫背です。

多くの日本人が猫背に悩んでいますし、外国のマンガで日本人というと、猫背でメガネというイメージがあります。外国人から見ても日本人は猫背に見えるのでしょう。

この姿で、外国人のためにデザインされた服を着ても、なんとなくサマになりません。モデルやマネキンが着ている服を自分で試着してみると「なんか違うなぁ」と感じるのは、ただ足の長さとかそういう問題ではなく、姿勢そのものに問題があることも少なくないのです。

浅い呼吸と肩凝り

小胸筋の緊張が与える影響は姿勢だけではありません。呼吸も浅くなりますし、首や肩の凝りを作り出したりもします。

小胸筋は肋骨についているので、胸郭《きょうかく》の動きにも制限を作り、その中に入っている肺にも影響を与えて、呼吸が浅くなるのです。そして呼吸が浅くなると、より姿勢が悪くなるという悪循環に陥ります。

猫背で、肩が前に入っていて、呼吸も浅い。これは身体だけでなく、気持ちにも影響を与えます。

呼吸が浅くなると緊張しやすくなる。緊張するとまたまた小胸筋が硬くなる。小胸筋が硬くなると、またまた呼吸が浅くなり、呼吸がさらに浅くなると、もっと小胸筋が硬くなる、そんな悪循環にも陥ってしまいます。

また小胸筋の付着部である肩甲骨は、その上部は肩や首の筋肉にもつながっています。小胸筋の緊張によって肩甲骨が前に引っ張られてしまうのですから、肩甲骨についている首や肩の筋肉も引っ張られて緊張します。その状態が放置されたままになると肩凝りや首凝りの原因にもなるのです。

小胸筋は小さいのに、なかなか大きな影響力を持つ筋肉なのです。

一流のアスリートは胸が開いている

小胸筋の緊張は、スポーツにも影響を与えます。

たとえばゴルフなどのスポーツの本に書かれていることも、この小胸筋が緊張したままで行なうとまったく意味をなさなかったり、あるいは逆効果になってしまう

浅い呼吸と肩凝りを引き起こす小胸筋

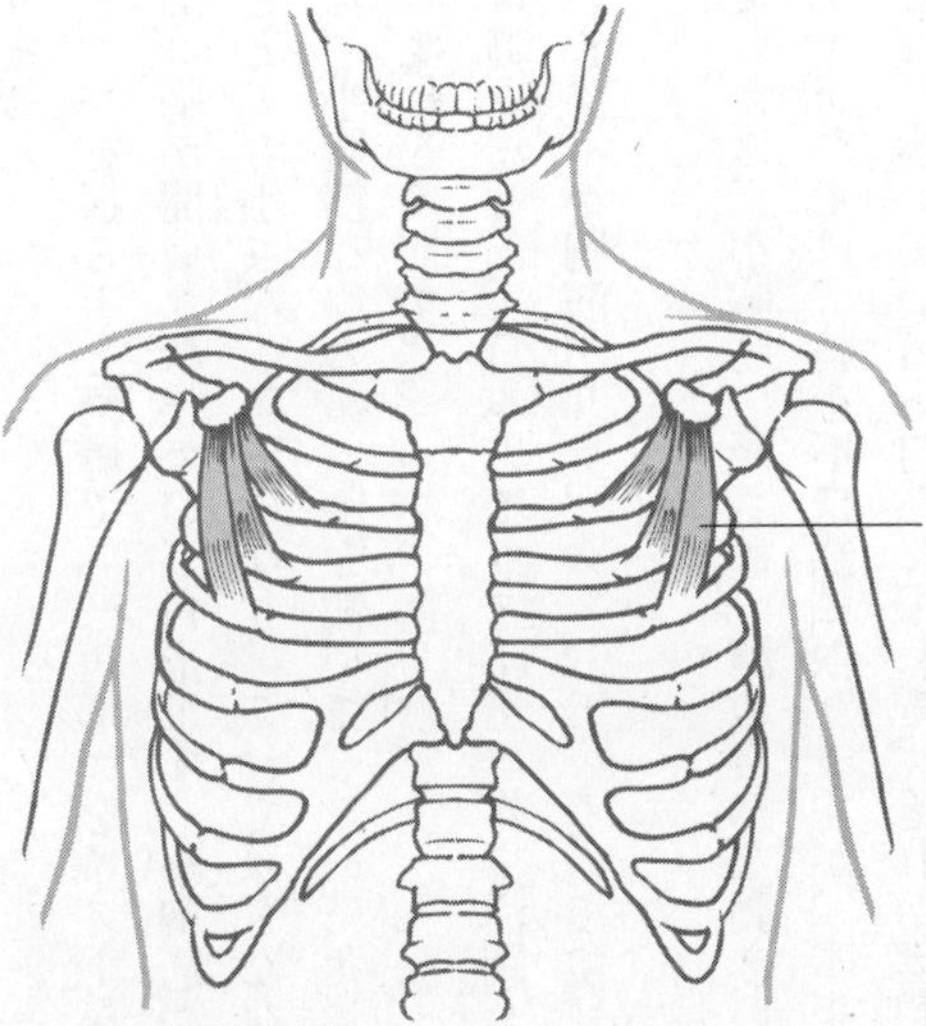

小胸筋は、肋骨から始まり、肩甲骨の前側の出っ張り（烏口突起）で終わる。小胸筋が緊張すると、姿勢が悪くなり、呼吸も浅くなる。首や肩の凝りも作り出す

ことも少なくありません。

ゴルフではグリップを握る手と両肩で「三角形」をイメージするようにいわれますが、この三角形は胸が開いた状態での三角形です。小胸筋が緊張した姿勢で、この三角形を作るととても小さな三角形になり、これではどんなに力んでもたいした飛距離は出ません。小胸筋をゆるめ、胸を開いて、この三角形を大きくするだけで飛距離はまったく変わるのです。

ゴルフだけではありません。日本人でもスポーツ界で活躍している人を見ると、みな胸が開いています。小胸筋がリラックスしているのです。

ウォーキングでいえば、小胸筋の硬さは、腕の自然な動きの邪魔をします。軍隊式のウォーキングでは、腕を不自然に振りますが、本来、歩くときに腕を振る必要はありません。歩いていると自然に振れる、それが理想的です。しかし、小胸筋が硬くなっていると肩周辺も硬くなるので、腕が自然に振れないのです。だから、わざと「腕を振る」ということをしなくてはならなくなります。

これは不自然です。短い距離ならばいいのですが、こんな不自然な動きをしながら長い距離を歩くことはできません。ゆるんだ小胸筋で、自然に腕が振れる、それが大切です。

硬くなってしまった小胸筋のゆるめ方は88ページで紹介しています。

腰痛と腰方形筋

さて、ロルフィングのアメリカ人インストラクターが驚いた日本人の身体のもうひとつの特徴は、「腰方形筋」が短い人が多いということでした。

小胸筋の緊張と違うところは、腰方形筋が短いからといって、大きな問題が起きるわけではないところです。むしろ、その特性は日本人の身体と運動に大きな特質を与えています。ただ、その特性を理解しないで間違った運動をしたり、無理な姿勢を取ると腰が痛くなることがある可能性があります。

まずは問題点から見ておきましょう。

腰方形筋は、図（117ページ）のように腰骨と肋骨の間にある四角形（方形）の筋肉です。解剖図を見ると、指三、四本の長さがあるように見えますが、日本人の腰方形筋のあるあたりを実際に触れてみると、腰骨と肋骨の間に指が一本しか入らないということも少なくありません。

この筋肉が短くなっていると、腰痛を引き起こしやすくなるようです。

ちなみに腰痛の原因はさまざまあり、筋肉的な原因によるものではないものも少なくありません。中でも内臓の病気が原因で起こる腰痛には医学的な治療が必要です。腰痛をすぐに整体やロルフィングなどの非・医学的な方法でなんとかしようということは危険ですのでご注意ください。

しかし、内科や整形外科のお医者さんに行っても「まったく問題がない」と言われる人も多いでしょう。「気のせいだ」なんて言われて、まるで自分の精神力が弱いから腰痛になっているんだと落ち込んでしまう人も少なくありません。

そういうときには、この腰方形筋が緊張して短くなっていないかどうかをチェッ

腰痛を引き起こしやすい腰方形筋

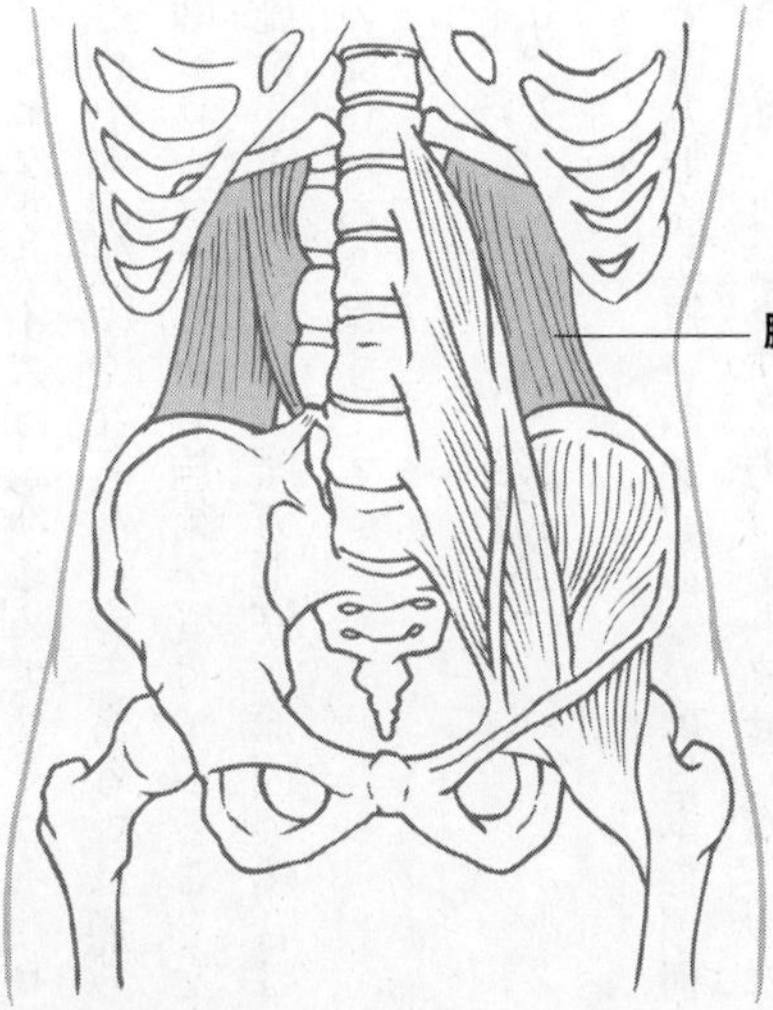

腰骨と肋骨の間にある四角形（方形）の筋肉が腰方形筋。ここが短いと腰痛を引き起こしやすくなるようだ

クしてみるといいでしょう。

そのためのセルフ・エクササイズは『ゆるめてリセット　ロルフィング教室』で紹介しましたが、それでも全然よくならない方、あるいは痛みがかなりキツイという人は、ぜひ整体師やロルファーから施術を受けてみることをおすすめします。うまい施術者に施術してもらえば、腰方形筋が原因の場合は、おそらく一回～三回の施術でかなりの変化があるはずです。

腰に負担をかける「いい姿勢」

日本人はもともと腰方形筋が短いのか、あるいは日本での何らかの生活習慣によって短くなるのかは、私には云々《うんぬん》する力はありませんが、少なくとも成人の日本人はどうも腰方形筋が短い人が多いということは確かなようです。

そして、さらにその短い腰方形筋をより緊張させやすい腰に負担のかかる姿勢や、生活習慣などもふだんの生活には溢れかえっています。

たとえばヒールの高い靴をはいて胸を張った姿勢。

これは胸を大きく、そしてお尻をキュッと上げて可愛く見せようとする姿勢ですが、腰にはかなりの負担がかかります。この姿勢は、アメリカのマンガなどで、ちょっとオマセな小さな女の子の姿として描かれる姿勢です。

女性が男性に「可愛い」と思われたいかどうかはともかく、日本の女性の中には意識しないうちに、このような姿勢を「いい姿勢」だと思って、取ってしまっている人が少なくないようなのです。

また、軍隊式の「気をつけ」の姿勢も腰方形筋を緊張させます。この「気をつけ」は、小学校では「並び方の基本姿勢」として指導されます。

この姿勢は腰に負担をかけます。

小学生はまだからだが柔らかいので、このような姿勢をしてもあまり問題はないのかもしれませんが、子どものころに身につけた姿勢は大人になっても無意識でやってしまいます。からだの柔軟性を失った大人になってまでも、この姿勢を続けると、腰への負担が大きいのです。

かつて日本人は深層筋で歩いていた

中世の絵巻物などに現われる人を見ると、気づくことがふたつあります（121ページ）。

ひとつは、ふくらはぎがやけに細いということです。腿《もも》も決して太くない。もうひとつはお尻が発達しているということ。

中世までの日本人はふくらはぎや腿を使わず、お尻や、そしておそらくは大腰筋などの深層筋を使って歩いていたようなのです。

そして、これこそ腰方形筋が短い日本人に適した歩き方です。

腰方形筋が長い西欧人は、大腰筋《だいようきん》を使おうと思えば、自然に腸骨筋《ちょうこつきん》も使っています。ですからふつう西洋の本では大腰筋と腸骨筋をあわせた「腸腰筋を使おう」と書かれています。脚全体を使った歩き方です。腸腰筋を使った歩き方は、後ろから見るとお尻がよく動くモデルのようなダイナミックな歩き方です。

中世までの日本人はお尻や大腰筋を使って歩いていたようだ

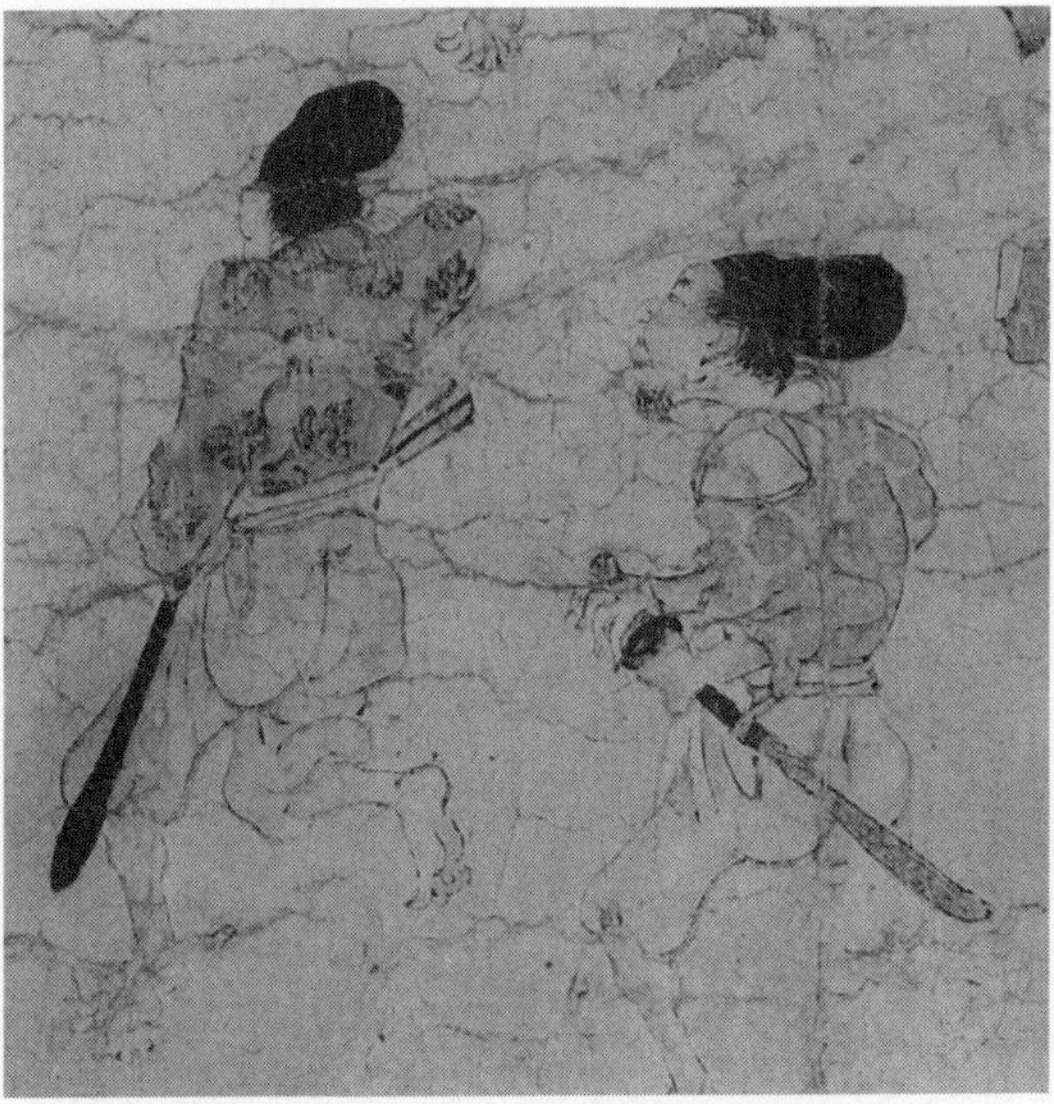

中世の絵巻物などに現われる人を見ると、ふくらはぎがやけに細く、お尻が発達していることに気づく（「伴大納言絵巻」／出光美術館蔵）

腰方形筋が短いと、そんなダイナミックに歩くことはできません。しかし、からだには優しい、疲れない、楽な歩き方を日本人はよくしてきました。その代表がすり足です。

大腰筋を使う、能のすり足はとても静かです。しかもゆっくりした動きです。主に脚の内側、内転筋《ないてんきん》をよく使うので、腸骨筋をほとんど使わない歩き方になっています（腸骨筋を全然使わないということはありませんが）。

とても静かで、ゆっくりで、そしてからだへの負担がほとんどない。長い距離も平気で歩ける歩き方です。本書で紹介する和のウォーキングは、日本人の身体に合った歩き方なのです。

能と相撲の動きから考える

なぜ、昔の力士は現役寿命が長かったのか？
——元・力士の一ノ矢《いちのや》さんに聞く

ここからは、日本の国技である「相撲」と「能」から日本人の身体について考えていきます。

元・力士の一ノ矢さんは、四十七歳直前まで現役を続けてこられた、昭和以降、現代ではもっとも長く現役を続けられた方です。

ある日、一ノ矢さんが朝日カルチャーセンターの私の講座に参加してくださり、それがご縁となって現役時代の一ノ矢さんにロルフィングをさせていただいたり、日本人の身体や心についていろいろと話をさせていただいたりするようになったのですが、そのうちに、相撲の身体技法や身体作法というのは、日本人の身体の特徴に非常に合っているのではないかと思うようになりました。

それは相撲とは、表層の筋肉をもりもりと鍛えてパワーをつけるのではなく、からだの深層にある筋肉を活性化させることによって、深い力を生み出す武技であると気づいたからです。

それならば能と同じく、歳をとっても相撲は続けられるはずです。しかし、元・一ノ矢さんのように五十歳近くまで現役を続けている力士はまれで、多くの力士が三十歳過ぎには現役を退いています。また、いま私たちが見る相撲というのは、深層筋を使う、かつての相撲とは違う、どちらかというと西洋的なスポーツに近い相撲になっています。

昔の相撲といまの相撲の違いはどこにあるのか。また、元・一ノ矢さんはなぜ、そこまで長く現役を続けることができたのか。それが私たち日本人のからだにとって、どのような意味があるのか。

そのようなことを、日本人の身体についての本もおありの元・一ノ矢さんにお話をうかがってみることにしました。

「スポーツはからだにいい」は本当か？

安田　一ノ矢さんは、もう現役は引退されているので、本当は「松田さん」とお呼びするのが正しいのでしょうが、前から「一ノ矢さん」と呼ばせていただいているので、今日も「一ノ矢さん」でいきますね。

一ノ矢さんは、四十七歳になる直前まで現役を続けられていらっしゃって、戦後では現役をもっとも長く続けられたというお相撲さんです。なぜそんなに長く現役を続けられたのか、それも日本人の身体ということを考える上では大切なことです。

また、ひょっとしたらスポーツはあまりからだによくないんじゃないかという話があります。大澤清二《おおさわせいじ》さんの『スポーツと寿命』（朝倉書店）という本によりますと、某国立大学として名前は出していないのですが、その大学の卒業生の死亡年時年齢を調査してみると、体育専攻生は文科系専攻生より六・一九年、理科系専攻生より五・四五年、短命であるそうです。この数字には戦死・

戦病死を含めていないため、それらを含めるとさらにその差は大きくなります。この大学の体育系の卒業生のほとんどが体育の先生になっているということで、この統計からは、体育の先生は短命であるらしいということがいえるそうです。日本ではこの手の統計はあまりなく、たとえばオリンピックに関する報告は皆無だそうですが、そういう意味ではスポーツ一般に敷衍《ふえん》していいのかは、これからの課題かもしれません。ただ、どうもスポーツがからだにいいと盲目的に考えるのは間違っているかもしれませんね。

一ノ矢　お相撲さんの世界でも、つい最近までは横綱、大関になると早死にするというのが常識でした。六十歳まで生きる人もあまりいなかったし、相撲協会の親方とか行司さんとかの定年は六十五歳ですが、それまで生きる方は、昭和の親方衆ではほとんどいなかった。

しかし、もっと前を調べてみるとそうでもないですね。双葉山《ふたばやま》とも対戦した桂川《かつらがわ》などは九十六歳まで存命でしたし、ほかにも長命の力士は少なくない。寿命どころか四十何歳まで現役の横綱や大関をやっている方とか、五十歳まで現役だった方とか。そういうお相撲さんも結構いました。一番有名なところでは、雷電《らいでん》や谷風《たにかぜ》は現役が長く、強かった。勝率九割六分二厘という史上最強力士ともいわれている雷電は四十四歳まで現役でした。また、谷風が亡くなったのは四十四歳ですが、それは現役の横綱のとき、インフルエンザだったそうです。亡くなる前に弱っていたわけではなかったのですね。明治時代は四十歳くらいまでとっていたお相撲さんがかなりいます。

安田　現代では、どうなのでしょう。

一ノ矢　普通は、上に上がると長く続けるのがなかなか難しくなります。三十歳にひとつの大きな山があります。現代では、三十五歳までやれば長くやったほうです。

安田　空手も三十歳くらいで第一線からは退くといいます。

一ノ矢　やはり、瞬発力とか筋力とかスピード自体は三十歳くらいがピークですから、そういう相撲をとってると、やっぱり衰えてきますね。

昔の稽古は「シコ」「テッポウ」を徹底的に

安田 なぜ昔の力士は現役を長く続けていられたのでしょうか。これは一ノ矢さんが現役を長く続けていらっしゃれたこととも関係があると思います。

一ノ矢 まず稽古が違います。昔の稽古は「シコ」「テッポウ」が中心で、あとは相撲をとるというシンプルなものでした。その代わりシコとテッポウは時間をかけて、じっくりじっくりやっていた。しかし、いまはどちらかというと、シコ、テッポウは単なる準備運動、からだをほぐすための運動という認識があって、あとは筋トレやウェイトトレーニングで表面的な筋力をつけて力を高めようとしています。そういう速成のトレーニングをすると怪我《けが》も多いですね。

安田 筋力トレーニングは結構するのですか?

一ノ矢 そのほうが手っとり早いですから。ベンチプレスとかですね。しかし、私が角界に入ったころは、まだウェイトトレーニングなどをすると親方や先輩から叱られました。「そんなことやるもんじゃない」「相撲が乱れる」と言われました。

安田　鼓《つづみ》の革の話（30ページ）でいうと、数十年間、鼓をただただ打ち続けるというのは、鼓の本来の使い方ですね。シコ、テッポウも、そのまま相撲の技に使える本来の使い方。それに対して、張り扇で打ってしまうというのは「柔らかくする」という目的のために鼓の本来とは違う方法を使う。ウェイトトレーニングもそうですよね。強くするために別の方法を使う。それは、いまの相撲と昔の相撲が変わってきているということとも関係があるのですか？

一ノ矢　いまの相撲では「瞬発力」と「スピード」があればいいと思っている人が多いのです。そのためにウェイトトレーニングなどをする。「瞬発力」と「スピード」があって、そこに技術的な「上手《うわて》投げ」や「出し投げ」などの技術があって、いまの相撲を形作ってるようになっています。技術から入るんですね。

しかし、昔の人の話を聞くと、まずはシコ、テッポウを徹底的にやる。それをやっているうちに自然に技が生まれてくる、そういう感じなのです。もともと大相撲には「上手投げ」とか「出し投げ」などの技術練習というのはないんです。「おっつけろ」とか、「肘《ひじ》を出せ」とか、「腕《かいな》返せ」とか、そういう技術の指導はしますが、それはシコとかテッポウのからだの使い方の応用であって、技自体ではない。

そういう基本的なシコとテッポウをひたすら繰り返すことによって、いろいろなからだの使い方ができてきて、自然に技が生まれてくる。そういうほうが普通だったようです。ですから逆に昔の人のほうが技が多彩なんです。いまのほうが技が単調ですね。

一切の力みがない双葉山の立ち姿

安田　ところで、もし仮にいまの人と昔の人が対戦したらどちらが強いでしょう？

一ノ矢　私個人の考えですけれども、やはり昔の人にはかなわないと思います。からだの使い方が全然違います。筋力的な力では、昔のお相撲さんには通じないと思うのです。

　これは、双葉山の写真（133ページ）です。力みなく、一ミリのぶれもなくしっかり地面についてる立ち姿です。

安田　顔もまったく緊張していないし、肩のあたりがストンとしてますよね。

一ノ矢　そうです。なで肩ですね。その代わり腹回りはグッとしっかりしています。そして、このままの顔で相撲をとっちゃうんです。このままの腕で、このままの足で相撲をとってしまうんです。全然力まない。双葉山が相撲をとっているビデオやフィルムは五〇番くらい残っていますが、すべて力んでいない。たった一番だけ踏ん張って押し返そうとしたときのものがあります。相手に突っ張られてね。そのとき、ばたっと叩《はた》かれて負けてるんです。力んで負けてるのは、その一番ぐらいです。

安田　なるほど。力むと逆に負けてしまうのですね。

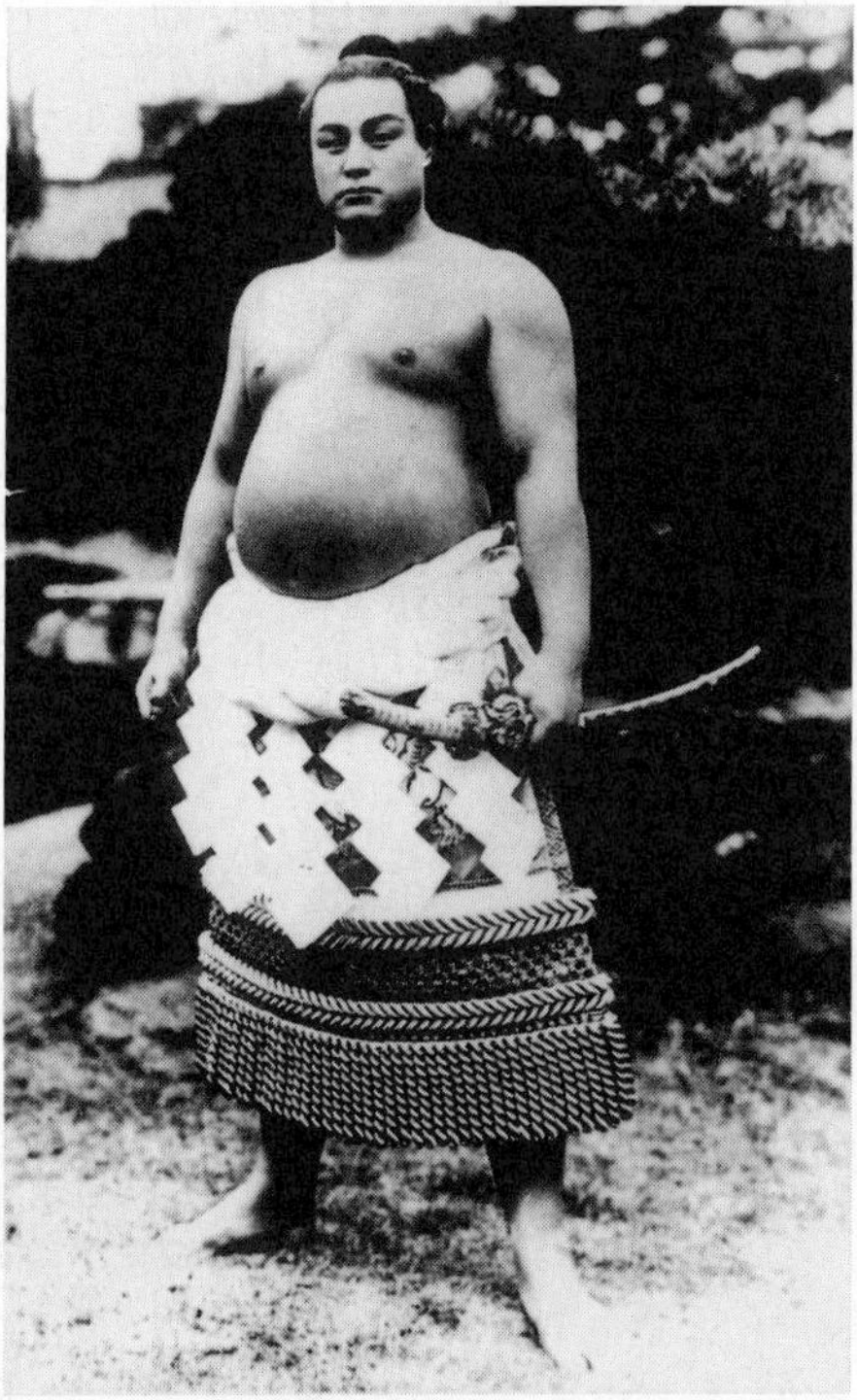

双葉山の立ち姿。力みがないうえに、1㎜のぶれもなくしっかり地面についている（提供／工藤写真館）

一ノ矢　相手に突っ張られると、ふつうは脇をかためて相手をさばいたり、顎《あご》をひいて我慢して力を入れるのですが、双葉山は突っ張られても手がブラブラなんです。すごくリラックスしています。そうすると相手が突っ張ってても全然効《き》かないんです。いくらベンチプレスなどでパワーアップをしていても、その力は双葉山には通用せずに、自分にははね返ってしまう、そう思うのです。

安田　いまの相撲の対し方とイメージが全然違いますね。雷電や谷風なども、うまくなればなるほど、力が抜けてきたんでしょうね。そういう意味でも古典芸能に似ていますね。

シコ、テッポウ三〇〇回で深層筋が目覚める

安田　シコやテッポウはどのくらいするものなのですか？

一ノ矢　何百回、人によっては一〇〇〇回、二〇〇〇回とやります。はじめはどうしても表層の筋肉を使ってしまいますから、シコでも最初の一〇回から五

○回ぐらいで、太腿がすごく筋肉痛になったりする。しかしきちっと踏めるようになってくると、踏めば踏むほど楽になってくるんです。「充実感」があってすごく気持ちよくて、「いつまでも踏んでいたい」そんな感覚になってきて、ランニングハイのような精神状態になってきます。

足を上げても、自分でバランスをとろうとしなくてもピタッと重心線にのっかる地点が見つかる。これはたまにしかないのですが……。そして、ドンとその重力を感じて下ろす。そうするとお腹回りの充実感が得られる。三〇〇回、四〇〇回と踏んでいるとそういうときがたまにあるんです。

双葉山などは、普通に二、三回シコ踏んだだけでそういう感覚をたぶん持てたのじゃないかと思うのです。

安田　シコ、テッポウを何百回、一〇〇〇回するというのは表層筋を使ったら絶対できない。これはオイゲン・ヘリゲルの『日本の弓術』（岩波文庫）にある「強弓を筋肉を使わずに引け」という教えに似ていますね。それができるようになるにはすごく長い時間がかかるし、まずは「そんなの不可能だ」と思ってしまいます。しかし、表層筋を使うことがなくなって、深層筋だけで弓を引ければ必ずできることとです。時間もかかるし、何より自分の中の「不信」を払拭する必要がある。

いまのトレーニングというのは、なるべく短い期間に効率のいい方法を目指そうとするでしょう。シコ、テッポウを三〇〇回やるのは時間がかかる。効率を考えると、非常に悪い。しかし、この「長い時間」というのが、大事ですね。長い時間やっていると最初は表層筋を使えていても、疲れちゃって、結局は使えなくなる。それでも続けると、もう表層筋は働くことをあきらめて、そのときはじめて深層筋が目覚めて働き出す。表層筋は加齢とともに衰えるけれども深層筋は衰えにくい。昔のお相撲さんは、表層筋を使わずに、深層筋を使っているからこそ、現役を長く続けられたということもあるかもしれません。

一ノ矢　双葉山が代表ですが、昔のお相撲さんはすっとした姿勢をしています。筋肉もりもりじゃない。胸とか肩とか、部分的には奥のほうでは充実している感じはあるのですが、表面的に筋肉もりもりというお相撲さんはあんまりいません。

安田　現代の相撲というものが表層筋を必要とするならば、表層筋とともに深層筋も鍛えることができればいいのですが、それは難しいでしょう。

一ノ矢　そうですね。表層筋のトレーニングをやるとシコを踏むことがめんどくさくなっちゃうのです。表層筋のトレーニングのほうが目に見えるでしょ。二〇〇キロとか数値化できる。そうすると単調なシコの二〇〇回、三〇〇回踏むのはシンプルで飽きてしまうのです。

安田　近年は日本人よりも外国人のほうが強い人が多いですね。それもモンゴルの人が強い。

一ノ矢　彼らは三歳くらいから裸馬に乗せられるらしいんですよね。

安田　馬に乗っていると自然に内転筋が活性化されますね。あのお相撲のすり足には内転筋はとても大切です。

一ノ矢　モンゴルの人たちもね、最初はものすごく嫌らしいんですが、乗っているうちに慣れて、楽しくなってくるらしいのです。ただ、モンゴル人も最近そういう生活を送れなくなってきたという話です。みんな馬の代わりにバイクに乗っている（笑）。ですから、白鵬《はくほう》、朝青龍《あさしょうりゅう》が最後の世代だと思いますよ。あんなに優れたお相撲さんは、これからはモンゴルからはたぶん出ない。

いまのシコ、テッポウはウェイトトレーニング

安田　一ノ矢さんは、ご著書の中で、シコやテッポウという基本の稽古すらも、昔のものといまのものとは違ってきたともおっしゃられてます。

一ノ矢　いまのシコとテッポウは、どちらかというとウェイトトレーニングに近いやり方です。

まず、シコですが、昔の映像などを見ても、いまのように足を高々と上げないし、つま先も上げない。膝だけを上げてストンと下ろします。土俵入りなどでも、足の裏は絶対お客さんに見せないということが大事なことで、つま先を下に向けたままです。からだは前傾も後傾もさせずにまっすぐ立っています。

まっすぐ立ったままストンと下ろします。

今のシコはかなり前傾姿勢で、しゃがみこんで、その姿勢から、軸足に体重をかけます。いかに軸足である太腿を鍛えるかという、ウェイトトレーニング的な発想になるのです。そしてぐーっと、足を持ってさらに、引き上げたりします。そして下ろし、さらに足を下ろしたところから、しゃがみこむんです。

安田　こちらのほうが格好よく見えますね（笑）。見た目がいいというのが、いまのシコの目標になってる。

一ノ矢　足を高々と上げるというのは、昭和七、八年にそういうお相撲さんがいて、そこから始まったようなのです。それを当時の出羽海《でわのうみ》親方が、あいつのシコはきれいだからああいうふうにやれと鶴の一声ですね。それまでは、つま先を下に向けたまま、膝のほうを上げてしていたようです。双葉山も足は上げていますが、かなり脱力感があるんです。上げた足も。

安田　まさに軸を狂わさないというのが重要なわけで、足の筋肉に力を入れることが重要なわけじゃない。

一ノ矢 軸足に力を入れずに重心移動して、その上に乗っかる。上げたときにさらに全身がリラックスして、まさに表層筋はゆるめてですね、それでストンと下ろす。重力を使ってストンと下ろすような。

安田 なんかいいかげんにやってるふうに見えますね（笑）。

一ノ矢 そうです、昔のやり方ですといいかげんに見えるというか、まあ、あまりきれいには見えませんね。

安田 シコというのは、いまでは「四股」と書きますが、これは当て字でもともとは「醜《しこ》」という字を書くという説もありますね。醜《みにく》いという字ですから、あまり美しくある必要はない（笑）。しかし、「醜《しこ》」というのは古い日本語では「強い」という意味で使われています。

土俵入りも前傾姿勢に

一ノ矢 腰割りも変わってきています。双葉山の立ち姿、腰を割って開いてますが、とても柔らかい。赤ん坊の足みたいな感じで、太腿とかお尻とか、そういう表層的な筋肉に、ほとんど力みがない。

土俵入りで腰を下ろしたところでは、からだはほとんど垂直に近い。ところが現代の力士はかなり前傾になります。これは戦後すぐ、羽黒山《はぐろやま》のころからです。羽黒山は筋肉隆々の方で、相撲も頭をつけて力でとった。それはそれで豪快で、評判がよかったようです。明治時代の常陸山《ひたちやま》なども上半身をまっすぐしたまま、上にあがっていきます。前傾姿勢は、割と最近のことなんですよね。

安田　先日、私の主宰する寺子屋で一ノ矢さんにお出ましいただいて、参加者の方たちに「腰割り」を指導していただいたのですが、みなさん一生懸命にやりすぎてしまう（笑）。翌日、筋肉痛になったりね。

一ノ矢　下ろしてグッと太腿で頑張ることが腰割りだと勘違いしている方が多いのですが、双葉山の腰割りなどを見ると、いかに頑張らずにその姿勢に入れるか、いかに表層筋をゆるめてそこに入れるかということが腰割りの一番大きな目的だということがわかります。

安田　効いた気にならないトレーニングは難しい。
一ノ矢　そうなんです。「気持ちのいいところを探す」ということを意識するといいですね。

「気持ちいいからだ」感覚と深層筋

安田　「気持ちいいからだ」という感覚を、現代人は忘れているかもしれないと、このごろそう思うのです。ふだんの生活環境自体が大変ですから、どこかからだに力を入れて生活している。だから、まずは気持ちいいからだ、気持ちいい感じというのを取り戻すことから始める必要があると思うのです。で、そのためにはまず現代的な身体性を捨てることが必要ですね。腰割りでもシコでも、この「気持ちいいところまで」する動きを、延々と繰り返す必要がありま す。だからすごく時間がかかる。でも、これは学校の体育の授業や、部活などの体育会系の厳しさとは全然違いますね。

一ノ矢　いまは、厳しいところまでしなきゃ練習にならないという風潮がありますね。

安田　厳しかったり、つらかったりしないとやった気にならないという人もいます。筋肉痛になると喜んだり（笑）。でも、どんなに気持ちのいい動きでも、シコやテッポウを何百回もするって、やはり最初はつらいでしょ。それがランニングハイのような状態になるには、何が転換点になるのでしょう？

一ノ矢　回数をこなすことがやはり大事で、たとえばシコでも踏み始めのころは、いろいろなところに無駄な力が入ってるんです。だけどだんだん踏んでるうちに、こっちの緊張がとれ、あっちの緊張がとれていく。以前に内田樹さんとお会いしたときに、やはり内田さんもお話しされていましたね。全身が均一になる瞬間があるって。全身が揃ってきて、細胞までずっとみんな揃ってくるような感じがする。そうするとだんだん「あぁすごく気持ちいいな」って感じになります。腰割りでも、その境地に入っていきたいと思うのです。シコでもね、気持ちのいいところに戻りたくなる。何度も何度も踏んでるうちに、そういうふうになれます。

安田 一度、気持ちのいいからだを取り戻すと、「これは違う」というのがわかるようになるのですね。

ゆすってゆるめる

一ノ矢 また、これも内田さんと話してて、あぁなるほどと思ったんですけど、ゆすることが大事だと。ゆすることによって、緊張をどんどん下ろしていって、緊張がだんだんほぐれてくるんです。表面的な緊張が。

安田 実は本書のエクササイズでも「ゆする」は大きな柱になっています。

一ノ矢 ゆするというのは、軸足に負荷をかけて筋肉を鍛えるというのとは、まったく違う運動なんです。ゆるめることによって深層筋の意識がしっかりしてきて、全身がきれいにつながります。そうなると、無駄な力みがなくなる。スッと足を上げて、スッと腰割りをして、構える。入れるんですね。稽古を始めたところは、やはりグッと太腿などに力が入って、この姿勢でいることがつらいんですが、踏んでるうちにだんだんと緊張感がとれてきて、「早くこの腰割りの基本の姿勢に戻りたい」と思うようになります。

安田　一ノ矢さんにとって「気持ちいい」とは、どういう感じですか?

一ノ矢　充実感があるという感じですね。どこかに力が入ってるんじゃなくて、全身が本当に一体化した、すがすがしい感じです。そうなるとシコやテッポウを三〇〇回くらい踏めば、いい汗も出てきます。

はじめは額から出てきた汗が、だんだんスネから出て、表面から汗が出尽くすと今度はからだの芯のほうから出てくる感じがします。夏場は、足の裏からも出る感じがします。

美しい型に訪れる充実感

安田　引退をされたいまでも、一ノ矢さんはまだシコを踏んでいらっしゃるんですか？

一ノ矢　はい。ただ、最近はなかなか時間が取れず、以前ほど回数は踏めなくて、一〇〇回くらいでやめちゃったりします。ですから、ああいう至福のときのような感じは最近はなかなか味わっていません。現役中は、毎朝シコ踏むのが結構楽しかったんです。日によって感覚が違いますしね。その幸せ感も微妙に違ったり。だめな日もありますし。

安田　だめな日もあるんですか？

一ノ矢　「ああ、気持ちよくなった」と思って、そこに意識が行ってしまうと乱れてしまったり。あるいは変に力みが出てきてしまったりしてね。どうやったらいいんだろうと追い求めるんですが、なかなかつかめない。「ああ、これだ」というものは、結局最後までつかめませんでした。意識しちゃうとだめなんですよね。

安田　美しい型になるようにできたときに、充実感や、すがすがしい気持ちよさを感じるというのは、すごいですね。

一ノ矢　双葉山も相撲をとりながら、たぶんそういう感覚があったと思うのです。本当に力みがないんです。

力まないというのは、一番難しいことです。どうしても相手に押されたりすると、グッと踏ん張ったり、歯を噛みしめたりするんですけど、そういうのがまったくないんです。力を入れずに、むしろ足を滑らせちゃうんです。つるつるつる〜って。細かくですよ。足も親指もあんまり力入れない。相手がかなり押し込んだと思っても、ちょっと足の位置が変わっただけで、上半身もほとんど動かない。上体がちょっと動いただけで、足とか腰は動いてないように見える。

踏ん張らず、力をベクトルで逃がしちゃうわけです。つるつるつる〜っと。だから、押してるほうは、本当に効いてるのかどうかわからない。四つに組んでても、どっかに行っちゃったんじゃないかと思ったそうです。当時の大関で五《いっ》ッ島《しま》という人がいたんですが、本場所中、双葉山と四つに組んでて、急に「あれっ、いなくなった」と思った。そうしたら、その瞬間に投げられていた。

ちゃんとマワシを取りあって、四つに組んでるけれども、双葉山が急にふと消えちゃったと思ったらしいんです。ふつうは触れている所で相手の力がわかる。ところが、そういうのがまったくなくなって、不思議だなと思ったというのです。

テッポウで肩甲骨を自由にする

安田　テッポウについてもお聞きしたいのですが。

一ノ矢　テッポウも、いまは壁に向かって腰を割って腕立て伏せをするようにする。腕の曲げ伸ばしのプッシュ運動になってますね。腕の筋力をつけるためのトレーニングをしています。でも昔は、いまみたいに腰を下ろさずに、立ち腰のまんま、ドーンと、ぶつかっていく。

安田　そうすると腕ではなく肩甲骨が動きますね。

一ノ矢　そうですね。支えるほうの肘を上げて、全身をドンと投げ出す。立ち腰で行ないますが、壁、テッポウ柱に対して、腰が近いんです。いまのテッポウは、結構離してしゃがみこんで、ドンとする。腕と肩の筋肉を鍛える運動になっていますね。目的自体が違っちゃっています。

安田　いつくらいから変わったんですか？

一ノ矢　昭和四十年頃からですね。昭和二十年代の大関、三根山《みつねやま》や、大関、増位山《ますいやま》は立って腰を近づけている。

相撲のとりかた自体も違いました。立ち腰とまではいいませんが、いまのようにしゃがまずに、いまよりは腰を上のポジションで構えて、マワシとマワシの距離が近いんです。突っ張るにしろ、マワシをとるにしろ。相手に近づいて相撲をとっています。いまの相撲は、どちらかというとレスリングに近いような構えになってます。おもいっきり腰を引くから、うっちゃりとか、つりだしが難しくなって、どうしても叩き込みとか、引落しとかそういう技のほうが増えてしまっていますね。

安田　昔のテッポウは力をつけるというよりも、むしろ肩甲骨を自由にするための運動なんですね。

一ノ矢 そうですね。

制限があるから見えること

一ノ矢 歳をとってくると動かないところが出てきますが、そんなさまざまな制限ができると、逆にいままでなかった新しいものが見えてくる。安田さんの本を読むと、そういうことが書いてありますね。自分も四十歳を過ぎて相撲をとるときにそういうことを結構感じたんです。筋力、瞬間的な瞬発力、判断力も落ちてくるのがわかってくるんですけど、逆にそういう制限を加えることによって相撲の本質や、シコの本質が見えてくる楽しみみたいなものはあったんです。四十歳を過ぎてからのほうが、歳をとることが逆に面白いというか、楽しみになったんです。

安田 それはすごく重要なテーマで、日本人の身体性というか、精神性も同じだと思うのですが、制限は「あってもいい」じゃなくて、制限があるからこそ面白いという、それが基本になっていますね。

一ノ矢　そうですね。制限ができないと逆に見えないことが結構あります。

安田　能の笛などは、わざと音が出づらくなっているんじゃないかと思うような構造になっていますしね。制限があるからこそ出る音があると思います。

能もからだが衰えてからの能楽師のほうがすごいですね。七十歳を過ぎたくらいのほうがすごいときがある。記憶力も弱まりますから舞台上でセリフが出なくなることもあるし、からだも若いときほど動かなくなる。でも、そういう方のほうが、驚くべき舞台が出現することがあるんです。

ただ、これは制限があるだけではだめで、「自分は能を続けるんだ」という、意志が必要ですね。一ノ矢さんも、お相撲を続けるという意志があったときに初めて制限が楽しみになったんではないですか？

一ノ矢　そうですね。だんだん力が弱ってきたり、瞬発力がなくなってきたことに目を向けると、お相撲やってられないですよ。しかし、逆にそれがなくなったことによって、本当の腰の構えとか、こうすれば筋力に頼らなくても相手を受けられるとか、攻め込めるとか、たまにでもいい相撲がとれると、歳をとって不自由になること自体が面白くなります。

シコもほんとにシンプルな運動なんです。派手な動きをせずに、なるべくシンプルに踏むのがシコの本質だと思うのです。普通にシコを踏ませるとしゃがみこんで、まず腰を浮かせてから、それから足を上げてひっぱってやっちゃうんですね。こうすると確かにからだは自由になりますから楽なんですが、双葉山のシコなんていうのは本当にそのままのまっすぐな姿勢で足を上げる。制限を加えることによってからだの芯が使えるようになる。シコとかテッポウも制限を加えることによって、逆に本質力を高めるための稽古なんじゃないかと思うのです。

安田 わざと制限を加えるんですね。そう考えると、たとえばモンゴル相撲には土俵がありません。土俵というのもひとつの制限だと思います。あの制限があることによって相撲が面白くなるんですね。

一ノ矢　そうですね。画期的な発明だと思います。いまのような土俵ができたのは江戸の中期ごろです。それまでは土俵はなかったり、周りに人が集まって人の輪を作って、その中で相撲をとる。江戸時代は、あちこちで辻相撲をやっていました。みんな金を賭けてやっていて、辻相撲禁止令が幕府から出たりもしたようですが、相撲は喧嘩のタネだったらしいです。じゃあ場所を決めてきちんとしたのに限り幕府が許可しますよということで、「ごめんこうむる（蒙御免）」という札を出した。

安田　番付表の真ん中に書いてありますね。

一ノ矢　まぁ、現代は別に幕府の代わりに文科省に許可をもらってるわけじゃないのですけど。一応かたちで（笑）。

安田　そういう意味ではむしろ制限があることがいいっていうのは日本人の身体の問題だけでなく、日本文化全体にとっても重要なテーマですね。

一ノ矢　土俵という枠が、制限ができたからこそ逆にいろんな技が生まれたと思います。日本の文化だってもともとそうですよね。俳句にしろ、短歌にしろ。

安田　能の舞台も制限があるからこそ、無限の想像が膨らみます。これから年齢を重ね、どんどん制限が出てくる私たちは、だからこそいろいろ楽しみです。

4章

ゆっくり歩けば、心にもなにかが起こる

――「いのち」を枯らさないために

なぜ芭蕉は歌枕巡礼の旅に出たのか?

歩くことで心や人生もリセットした先人たち

日本の詩人の多くは旅人でした。

古くは万葉集の柿本人麻呂《かきのもとのひとまろ》や大伴旅人《おおとものたびと》、平安時代では在原業平《ありわらのなりひら》や藤原実方《ふじわらのさねかた》。あるいは西行などの宗教者も修行としての旅をしながら歌も詠みました。

そして江戸時代になると松尾芭蕉が出現します。松尾芭蕉は旅する詩人として現代でも人気が高いだけでなく、彼の『おくのほそ道』はさまざまな国の言葉に翻訳され、外国でも非常に人気の高い詩人(俳人)です。

芭蕉の生き方や旅は、歩くことがただからだのリセットになるだけではなく、私たちの心や、さらには人生そのもののリセットにもなるということを教えてくれます。

本章では歩く詩人、松尾芭蕉の生涯や旅についてお話ししていきながら、日本人にとっての歩くことの意味を考えていきます。

詩人が旅をしたのは日本だけではありませんし、また昔だけの話ではありません。

中国でいえば杜甫《とほ》や李白《りはく》が有名ですし、西洋でも古くはダンテ、ちょっと新しくなってランボーなど、諸国放浪の詩人を数え上げれば切りがありません。

黎明期《れいめいき》の能楽師も諸国を放浪していたでしょうし、遊女と呼ばれる歌姫たちも日本中を歌い舞いつつ遊び歩いていました。近年では、夏目漱石《なつめそうせき》の旅好きは有名です。

旅をするのは詩人や物語作家のような芸術家だけではありません。孔子《こうし》も、イエスも、釈迦《しゃか》も諸国を彷徨《ほうこう》しましたし、カントは散歩しながら思考していたといわれています。歩くという行為は、机上で空論をもてあそんでいたのでは決して生まれない、生きた思考を生み出すのです。

昔の旅は、むろん歩くことがその中心です。現代の旅行とは違い、決して楽ではなかった。トラベル（旅）の語源はトラブル（困難、苦痛＝travail）と同じだといわれています。なぜ人は困難や苦痛を伴うのに、こんなにも旅をしたのか。

それは、生活の中でたまった垢《あか》を洗い流すため、人生のときどきでリセットをするためには、「歩くこと」が一番だからです。

そんな人生をリセットする旅をした旅人のひとりが松尾芭蕉なのです。

芭蕉といえば旅、というくらいにたくさんの旅をしたと思われていますが、紀行文を残す旅はたった五回しかしていません。期間としては五年間。それは貞享《じょうきょう》元年（一六八四）八月の『野ざらし紀行』に始まります。

芭蕉、四十一歳の年です。

昔の人の年齢を考えるときには、平均寿命や業績から考えて、いまの人の年齢に八掛けをしてみると、身体・精神年齢ともにピンときます。芭蕉の旅の季節は四十一歳から四十六歳なので、現代の年齢に換算すると約五十歳から旅を始め、五十七、八歳までそれが続いたということになります。

芭蕉の旅の時代は、現代でいえば定年間近の一〇年間だったということになります。

芭蕉にとって旅をするということは非常に重要なことでした。彼が「芭蕉」として生きて行くために、旅は絶対必要なものだったのです。

芭蕉にとっての旅の重要性を知るには、彼の生涯を見る必要があります。ちょっと寄り道をして、芭蕉のショート・ヒストリーにお付き合いください。

格差社会の底辺に生まれた芭蕉

芭蕉の出生地は伊賀《いが》の山家《やまが》といいます。忍者で有名な伊賀ですが、天正伊賀《てんしょういが》の乱によって当時の伊賀衆には出世の道が閉ざされていました。また、芭蕉の家は

「無足人」と呼ばれる階級に属していました。一応は武士階級ですが、それは、名のみの武士階級。名字帯刀は許されるが、扶持《ふち》、すなわち給料はゼロ。

生まれた地域も、そして地位としても、這い上がれるチャンスはゼロに近い。いや、そのようなカードを配られて生まれて来た子は、這い上がろうなんて気持ちすらもたない。その境遇を不遇とも思わない。それが普通です。

ところが若き芭蕉は違っていた。彼は、そのようなカードを配られながら、なんとか世に出ようと努力するのです。

そんな彼に大きなチャンスが訪れます。

芭蕉は武士として仕官を果たしました。就職したのです。その年代にはいろいろな説がありますが、おおむね十代のはじめのころ。現代に換算すれば高校を卒業したくらいの年齢です。主人は、藤堂主計良忠宗正《とうどうかずえよしただむねまさ》。芭蕉よりも二歳年長の主人です。

ちなみに当時、彼は芭蕉とは名乗っていませんが、煩を避けるためにここでは芭蕉で通します。

主人の家である藤堂家は文事を重んじ、主人の良忠も俳諧に親しんでいました。良忠の俳諧の師匠は、当時もっとも人気のあった貞門《ていもん》俳諧の宗匠《そうしょう》、北村季吟《きたむらきぎん》。ちなみにこの北村季吟は後に歌人となり、将軍綱吉《つなよし》の御側用人である柳沢吉保《やなぎさわよしやす》の師匠となりました。さらには幕府最高の歌人である幕府歌学方にもなり、以降、歌学方は北村家の世襲となります。

そんな季吟の門下に、芭蕉も入りました。

後に俳聖と呼ばれるほどの芭蕉です。その俳諧はめきめき上達したことでしょう。しかもともに俳諧を学ぶ主人、良忠はたった二歳の年上。ふたりは主人と家来というよりも、よき俳諧の仲間として句作にいそしみました。芭蕉は、良忠から「忠右衛門宗房」という名をもらうのですが、この名前、よく見ると、主人の名「良忠宗正」から取られていることがわかります。よほど寵愛《ちようあい》されていたのでしょう。

一生出世が望めないと思っていた芭蕉は、自分を世に出してくれるであろう、よき主人とめぐり合うことができました。しかも俳諧の才も開花させることができた。先祖来の窮乏から脱することができるかもしれない、そう芭蕉は思っていたに違いありません。

しかし、そういうときにこそ落とし穴が待っているものなのです。

芭蕉が二十三歳になった年に、主人である良忠が二十五歳の若さで急死したのです。そのあとは、良忠の弟が継ぐことになり、芭蕉は藤堂家を辞すことになりました。

『おくのほそ道』の旅が芭蕉四十六歳の年ですから、二十三歳はちょうど折り返しの年齢です。二十三歳は、八掛けでいえば現代ならば三十歳くらいです。就職して約一〇年、不遇な出生を背負った芭蕉が、やっと手にした出世街道の切符を、主人の死という突然の出来事でもぎ取られたのです。

四民もふるさとも捨てて

さて、二十三歳、現代の年齢では約三十歳の年に芭蕉はリストラされた。自分にはまったく落ち度がないのに、運がなかったとしかいいようのない解雇です。

そのとき、芭蕉は思い切った行動を取ります。武士としての再就職はきっぱりやめ、プロの俳諧師として立つことを決めるのです。

むろん「はい、今日から僕はプロの俳諧師です」と宣言すれば、そうなれるわけではありません。そのために彼は、師匠の北村季吟から連歌・俳諧の奥義書『埋木《うもれぎ》』の伝授を受けました。これによって俳諧師としての看板を出すことができるようになったのです。いまでいえば資格を取るようなものです。

しかし、芭蕉ほどの才能をもってしても、奥義伝授を受けることは簡単ではありませんでした。藤堂家を辞したのが二十三歳、そして奥義伝授を受けたのが三十一歳。資格取得に芭蕉は八年を費やしたのです。ひとつの資格を取るのに八年も我慢する。まだまだ無名な芭蕉です。そんなに苦労をして資格を取得しても、それによって生活ができるという保証はありません。保証がなくとも、八年かけて資格を取るのです。

しかも、現代の資格と違って、当時、プロの俳諧師になるということは、社会生活からの逸脱を意味します。四つの階級「士・農・工・商」というふつうの社会の中で生きることをやめるということです。現代でいえば、保険証もクレジットカードも取り上げられ、下手をすると戸籍からも外されるというのに近い。

これにはかなりの勇気が要求されます。

しかし、芭蕉は士・農・工・商の四民の社会の外の存在、すなわち「四民の方《ほう》外《がい》」として生きていこうと決めるのです。

四民社会の外の存在のいいところは、いわゆる社会人ではないわけですから、階級などは関係ない。どんな高位の人とでも交わることができます。それどころか、「宗匠」と呼ばれ尊敬すらされます。ただし、売れなければまったく相手にされないし、どんなに宗匠と呼ばれ尊敬されても同時に賤視《せんし》もされる。芸能人に似ていますね。

さあ、奥義伝授を受け、これで一応、プロの俳諧師にはなれたのですが、芭蕉はもうひとつの決断をします。それはふるさとを捨てることです。彼はふるさとと伊賀を捨てて、江戸に上ったのです。本当に自分を変えるためには、場所も変える必要がある。

芭蕉三十一歳（現代換算約四十歳）、『おくのほそ道』の旅まであと一五年です。

「無用の者」に戻る

プロの俳諧師として独り立ちすることによって、その出自に影響されない自由な存在になった芭蕉ですが、しばらくすると、「どうもこの生き方も違うんじゃないか」と思いだしました。

当時の俳諧師は、その収入の大半を素人俳人たちの添削と評点付けに依存していました。俳諧の席に連なるのは金持ちの町人たち。お金はあるけれども、自由がない。毎日、毎日、競争と詐術《さじゅつ》に明け暮れている俗なる世界に住む人たちです。芭蕉のような俳諧の師匠の仕事は、そんな金持ち町人が、ほんのいっとき俗なる日常を忘れて、非日常世界に遊ぶためのお手伝いをすることです。

となると、そこには太鼓持ち的な性格が要求されます。世辞、追従《ついしょう》が必要となる。しかも、彼は当時もっとも人気のあった貞門俳諧界に属する一員でした。独立経営とはいえ、大きなチェーン店の一店舗のような存在です。せっかく自由になったと思ったのに、俳諧界という新たな社会階層のひとりとして、また新たな秩序の中に組み入れられた。素人弟子のご機嫌をとったり、俳諧界の中で人間関係に気を使ったりと、四民よりもさらに俗な、それこそ俗の極みのようなことをしなければならない。

「これは本当に俺が望んでいた生活だったのか」

そんな悩みを芭蕉は抱き始めます。

生活の安定のためには、確かに既存の俳諧界にいたほうがいい。いや、そこから抜けようとすれば俳諧界からの顰蹙《ひんしゅく》も買う。足を引っ張る人だって多いでしょう。しかし、このままでは自分の望んだ生き方はできない。その葛藤の中で悩んだ彼は、それまでの職業俳人としての生活をやめてしまうという決断をします。

むろん、俳諧をやめるわけではありません。俳諧は続けながらも素人に教えることをきっぱりとやめる。すなわち生活の安定の道を捨てるのです。

住まいも繁華な日本橋から、もの寂しい深川《ふかがわ》に移し、隠棲を始めます。時に芭蕉三十七歳。現代年齢換算では四十六、七歳。

翌年には門人、李下《りか》から贈られた芭蕉（ジャパニーズバナナ）を深川の庵《いおり》に植え、そのころから「はせを（芭蕉）」という署名も使い始めます。武士であることをやめ、ふるさとを捨てて、江戸に出てから七年目のこと。今度は安定を捨てる。芭蕉も、いろいろ悩んでいたのですね。

芭蕉は、自分の俳諧のことを「役に立たない存在（夏炉冬扇《かろとうせん》）」といっています。深川に隠棲するということは、俳諧だけでなく、自分のことも役に立たない存在、無用の者とすることを意味します。

彼の出自は、社会からその存在を否定された「無用の者」でした。若年のころは、その無用者からの脱却を目指したのですが、深川に隠棲することによって、あえて無用の者に戻り、その無用の者であることに意味づけをしたのです。

これはすごいことです。

無用の者として生まれた者が、無用の者から脱却しようとすれば、そこには無理が生じます。何かを隠そうとすればするほど顕《あらわ》れ、それをさらに隠そうとすればさらに大きな嘘や仕掛けを用意しなければなりません。

しかし、無用の者である自分が、その無用の者であることを前面に押し出せば、もう何も無理が起こらない。彼、そのままの存在でいいのです。

ここから、後年の芭蕉の生活形態である貧困の生活、「乞食《こつじき》」生活が開始されます。芭蕉が「侘《わ》び」の俳諧を完成して、蕉風俳諧が誕生したのもこれがきっかけです。

『おくのほそ道』の旅まであと八年です。旅の季節の最初の旅『野ざらし紀行』までは、三年。もう目の前です。

旅を栖《すみか》に

「深川隠棲」なんていうとかっこいいように聞こえますが、現実は大変です。乞食《こつじき》の生活を旨とするわけですから窮乏はもとより望むところでしょう。しかし、芭蕉は士農工商のふつうの社会人としての生活も、そして職業俳諧師としての生活も捨てた。いわゆる世の中のルールをすべて捨てたのです。

既存の俳壇からはめちゃくちゃ糾弾されたでしょうし、物知り顔の識者からの批判は実際多かったようです。しかし、それより何より大変だったのは、自分自身の自己に対する疑問ではなかったでしょうか。既存の世界を捨てた芭蕉は、よって立つ基盤も同時になくしてしまったのです。

それで生きていくためには、彼は新たな基盤、新たなルールを探求しなければならない。それは現代でいう「自分探し」などという生易しいものではありません。それがなければ自分の存在そのものも、なくなってしまうほどの深淵に臨むことです。

そのために芭蕉は旅に出ます。いや、「旅を栖《すみか》にする」生活を始めます。むろん、旅に出たからといって、この深淵から抜けだせるとは限らない。新たな基盤を取り戻せる保証はない。しかし、それでも彼は旅に出なければならなかった。

彼の尊敬する先人たち、西行や宗祇《そうぎ》などの本朝の詩人たち、あるいは杜甫や李白などの中国の詩人たちはみな旅をしていました。彼は、その行為の正当性を信じて旅に出る。

最初の『野ざらし紀行』の旅は芭蕉四十一歳のとき。八掛けで現在の年齢に変換すれば約五十歳。ここから芭蕉の旅の季節は始まり、『鹿島《かしま》紀行』『笈《おい》の小文《こぶみ》』『更《さら》科紀行《しなきこう》』を経て、元禄二年（一六八九）、芭蕉四十六歳のときの『おくのほそ道』の旅によって、独自の境地を発見し、確立するのですが、しかし旅を栖とする生活を始めた当初はそんな保証などどこにもなかったはずです。

何の保証もないのに、先人を信じて旅を続ける、それが大切なことなのです。

私たちは社会で生きるときには、全員に通用するマニュアル的なもの、たとえば社会の価値観や道徳・法律などを基盤とすることができます。しかし、芭蕉のように四民の方外に生きようとする者にとっては、そのような基盤はまったく意味がない。

彼らが見つけなければならないのは、その人だけに通用する個別な基盤です。芭蕉は、西行が得た境地も、杜甫の獲得した基盤も参考にしようとはしなかった。ただ、旅をすること、歩くこと、それによって何かが発見できるはずだ、とそれを信じて彼は歩き続けたのです。

「歌枕」を巡る

芭蕉の旅は「歌枕」を巡る旅でした。

歌枕とは、和歌に詠まれた名所をいいます。名所といっても観光地という意味での「名所」とはまったく違います。歌枕は呪術的な性格を持った名所であり、霊力を持つ土地なのです。

かつては歌枕を通過するときには、歌人や俳人は歌や句を詠むのがならわしになっていました。

『おくのほそ道』の中で、東北への入り口である白河《しらかわ》の関を通ったあと、次の宿である須賀川《すかがわ》の宿に着きました。その宿場の長である等窮《とうきゅう》に、芭蕉は「白河の関はどうやって(『いかに』)越えたのですか」と尋ねられました。

白河の関は、昔から有名な歌枕です。となると、この「いかに」という質問は、ただ「どうやって」越えたかと聞いているのではなく、「どのような句を詠みましたか」という質問であることがわかります。

芭蕉はむろんそれは心得ているので、「作句の余裕もないほど景色や故事・古歌にとらわれていた」といいながらも「風流の初めや奥の田植ゑ歌」の句を披露し、その句を発句《ほっく》として座の人々と連句《れんく》を巻いたと『おくのほそ道』にはあります。

歌枕では歌や句を詠む。それは約束ごとですが、なぜ歌枕ではそのようなことをしなければならなかったか。そして、なぜ歌枕は呪術的で霊力を持った土地なのか。

それは、歌枕という語の中にある「枕」に秘密があります。私たちが毎晩使っている「まくら」、これは実は超自然的力をもつ呪術的寝具なのです。

「まくら」という語は「ま」と「くら」から成ります。

まくら＝「ま」＋「くら」

「ま」は「真」、すなわち真実、あるいは聖なるものであることを意味します。そして「くら」は「蔵」や「倉」、すなわち容れもの、容器、あるいは場所という意味です。

ですから「まくら」とは、「真実の容器」、あるいは「聖なる処《ところ》」というような意味をもった語なのです。

昔は誰でもが枕を使ったわけではありません。枕を使うのは巫女や巫男などの神と関わりのある人だけでした。彼らは神を自分に依《よ》り憑《つ》かせて、神霊の言葉を人々に伝える役割を持つ人たちでした。

そして、まくらはその「神霊」を容れる容器だったのです。

まず聖なる容器である「まくら」を神殿に設置して、ここに神霊を呼び出します。そして神霊が宿った「まくら」に頭を置き、仮睡することでまくらに宿った神霊は託宣者に乗り移り、その人は神の言葉を宣《の》ることができるようになるのです。

歌枕も同じです。そこはただの名所ではなく、神霊の宿る土地です。歌枕に宿る神霊とは昔の歌人たちの霊、あるいは歌や詩そのものの魂「詩魂」です。

ふだん、その神霊は眠っています。が、そこに歌人や俳人などの古人の魂を知る人が通りかかると、神霊は何かの気配を察して蠢《うごめ》き始める。そして旅人が、歌を詠み、句を詠み、あるいはその心象を絵に写すという行為をしたときに、その神霊は目覚めます。

歌人が「歌枕」を通過するとき、自分も歌を詠めば、歌枕の霊力を身につけることができますが、しかし歌を詠まずに通過すると呪いがかかる、などとも言われていました。

ですから歌枕を通過する多くの歌人が歌を詠みました。歌が詠まれれば詠まれるほど、歌枕の霊力は増します。歌に詠まれた詞は「言霊《ことだま》」となり、その霊力の蓄積が、歌枕の霊力をさらに増大させたのです。多くの歌人が通過し、多くの歌人が詠んだ「歌枕」には、すごい霊力があるのです。

それは異界と出会う「能」の旅

そんなすごい霊力をもった「歌枕」ですが、実際に行ってみれば「なあんだ」と思うところも多いし、それどころかその跡すらもうなくなってしまい、名前だけが残っているところも少なくありません。しかし、それでも芭蕉は歌枕を巡らなければならなかった。

それは芭蕉の旅が、「能」の旅だったからです。

能は、旅人が異界の人と出会うことによって、異界と遭遇する、という構成が多く、それに関しては拙著『異界を旅する能――ワキという存在』（ちくま文庫）や『本当はこんなに面白い「おくのほそ道」』（実業之日本社）に書きましたので、詳しくはそちらを参照いただくことにして、ここではその梗概《こうがい》を簡単に述べましょう。

能は室町時代に大成された演劇の一種、神聖祝祭歌舞劇です。

能の物語は、ひとりの旅人があるところに行きあたるところから始まることが多い。そこは有名な名所旧跡であることもあり、あるいは忘れられた歌枕であることもあります。旅人はそこで古人を思って歌を詠んだり、昔のことに思いを馳せたりする。

すると、そこに里人が現われ、旅人に声をかけます。この里人は若い女性か老人であることが多く、たまに若い男性であることもあります。里人に声をかけられた旅人は、いろいろな対話をしていくうちに、「どうも、この里人はただ人ではない」と思うようになります。彼が立ち寄った名所旧跡や歌枕について、この里人はあまりに詳しく知っているのです。

旅人が、里人に「あなたは本当は何者なのですか」と尋ねると、里人は自分がこの歌枕に関係する、たとえば昔の歌人であったり、物語の主人公であったり、そういう人の幽霊なのです、と答えて、その遺跡のほとりでふと姿を消してしまいます。

気がつけばあたりは暗くなっている。

不思議に思った旅人が、眠れぬままに一晩中うつらうつらしていると、半睡半覚の旅人の意識の中にさきほどの里人が、あるいは和泉式部《いずみしきぶ》、あるいは光源氏《ひかるげんじ》の姿になって現われて舞を舞う。

それが能の物語（夢幻能）の典型です。

芭蕉のしたかった旅は、このような能の旅なのです。

『笈の小文』の冒頭に「旅人と我が名呼ばれむ初時雨《はつしぐれ》」の句がありますが、弟子の東藤の絵に芭蕉が自筆でこの句を付したものがあります。

冬枯れの野原を旅する、僧の姿をした芭蕉が描かれた絵ですが、「旅人と」の句の前には『梅枝《うめがえ》』という能の謡が書かれていて、この句の「旅人」が能の旅人に擬せられていることが示されます。すなわちこの絵の「旅人」も、芭蕉の「旅人と我が名呼ばれむ初時雨」の句の「旅人」もともに能の旅人であり、そして芭蕉の旅とは「能の旅」だったのです。

諸国を彷徨する旅人が、その旅先で幽霊や精霊、あるいは神などの「この世ならざる存在」と出会い交感するという芸能が「能」であるならば、芭蕉は能の旅をすることによって、古代の詩人たちと交感し、その詩魂を身につけようとしたということができるでしょう。それによって芭蕉は、かつてどの俳諧師も到達し得なかった新たな境地を得ようとしたのです。

歌枕には歌人の詩魂や思い出が残り、心ある人がそこを通れば、その思い出は眼に見える姿となって立ち上がり、異界が出現し、昔の人が甦《よみがえ》る。

若いころ、武士をやめようと決意した芭蕉は、俳諧の師、北村季吟から奥義伝授を受けて職業俳諧師となりましたが、いま、この世を捨てた芭蕉は、今度はこの世の人ではない古代の歌人たちからの秘伝奥義を受け、かつて誰も獲得したことのなかったまったく新しい境地、基盤を自分自身の力で確立し、その結果、自分をリセットして新たな生を生き直さなければならなかったのです。

そのための能の旅であり、そういう意味では芭蕉の旅はすべて歌聖・俳聖巡礼ともいうべきものであったのです。

花鳥風月に遊ぶ――再構築した世の中に生きる

そして、その歌聖・俳聖巡礼の目的は、ただ芸術としての俳諧の境地をレベルアップするだけでなく、生き様そのものにも関わる問題でした。すなわち、まったく新しい生き方「俳諧的生き方」の確立を、彼はその旅と俳諧を通じて見つけようとしました。

俳諧的生き方というのは、この世を一度、解体し、それを「俳諧（諧謔《かいぎやく》と和）」という視点で再構築し、その再構築された新しい世の中で生きていこうとする生き方です。私たちの生きているときに出会うつらいこと、苦しいこと、そして貧乏や病気も、ユーモアで笑い飛ばし、仲間たちと俳諧という文学を通じて再構築してしまう。そんな生き方です。

生まれつき不遇であったからこそ、芭蕉は切実にそれを求めた。

乞食のように菰《こも》をかぶるような生活をしながら、しかし花鳥風月に遊ぶ。「優雅なる貧乏生活」、それこそが芭蕉の発見した生き方でした。

『おくのほそ道』の旅によって、その境地を完成した芭蕉は、それを自分だけのものにするのではなく、苦しみの世を生きる私たちにこの新しい俳諧的生き方を示しました。私たちがたとえば「歌枕」に圧縮された暗号を解きながら『おくのほそ道』を読むとき、そして芭蕉の跡を追って旅をするとき、芭蕉は時空を超えて、この俳諧的生き方を私たちに示してくれるのです。

それは芭蕉の書いたものを読む人だけでなく、芭蕉の跡を追って歩く現代の旅人にも静かな変容をもたらします。

『おくのほそ道』を歩いてみた

彼らを変えた旅

芭蕉は歌枕を旅することによって、いままでの人生をリセットし、新たな基盤を獲得しました。

しかし、『おくのほそ道』をはじめ、芭蕉の書いたものを読んでも、なぜ彼がそのようなことができたかを知ることはできません。

それは、最初に林望さんの体験でもお話ししたように、歩行によるリセットは頭で理解すべきものではなく、実際に歩いて初めて実感できるものだからです。ですから、あれこれ理由を考えるよりも、まずは私たちも芭蕉と同じく古人を信じて歩いてみるといいのです。

私は引きこもりとかニートとか呼ばれている若者たちと『おくのほそ道』を歩くということをしています。

ちなみに私は彼らに「引きこもり」とか「ニート」とか、あるいは「不登校」などというレッテルを貼ることには反対なのですが、いまはその問題には深入りせずに話を進めます。

さて、そんな彼らと芭蕉の跡を追って『おくのほそ道』を歩いたのです。

すべてを一挙に歩くことはできません。一週間ずつ歩きつなぎ、二〇一一年には平泉《ひらいずみ》まで到達しました。芭蕉庵の跡がある東京・深川から歩き始めました。早い日は朝の六時くらいから歩き始め、一日約八時間、三〇キロから四〇キロ歩きました。

雨の日も風の日も歩きます。雨の日はカッパを着て歩きます。

一日八時間の歩行というのは運動をしている人にもきつい。しかも、引きこもっていた人たちも多いので、歩くことに慣れていません。途中でリタイアするのではと、みな心配していましたが、全員、無事に完歩。

『おくのほそ道』足跡図

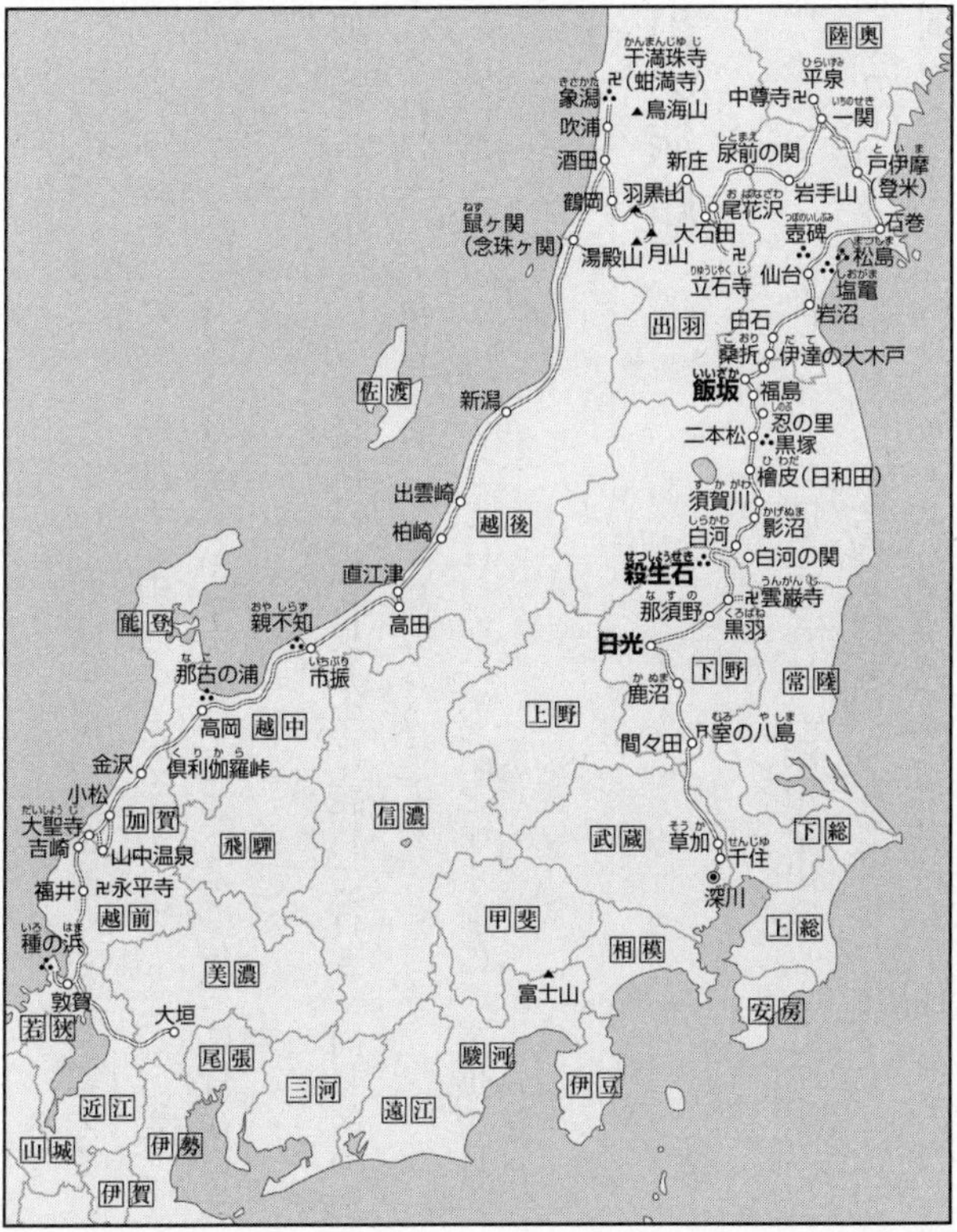
陸奥
平泉《ひらいずみ》
中尊寺
一関《いちのせき》
干満珠寺《かんまんじゅじ》（蚶満寺）
象潟《きさかた》
鳥海山
吹浦
酒田
新庄
尿前《しとまえ》の関
岩手山
戸伊摩《といま》（登米）
鶴岡
羽黒山
尾花沢《おばなざわ》
石巻
鼠ヶ関《ねずがせき》（念珠ヶ関）
湯殿山
月山
大石田
壺碑《つぼのいしぶみ》
松島《まつしま》
立石寺《りゅうじゃくじ》
仙台
塩竈《しおがま》
出羽
由石
岩沼
桑折《こおり》
伊達《だて》の大木戸
飯坂《いいざか》
福島
佐渡
新潟
忍《しの》の里
二本松
黒塚
檜皮《ひわだ》（日和田）
出雲崎
越後
柏崎
須賀川《すかがわ》
白河《しらかわ》
影沼《かげぬま》
白河の関
殺生石《せっしょうせき》
雲巌寺《うんがんじ》
直江津
能登
親不知《おやしらず》
高田
那須野《なすの》
黒羽《くろばね》
日光
那古《なご》の浦
市振《いちぶり》
下野
常陸
上野
鹿沼《かぬま》
高岡
越中
室《むろ》の八島《やしま》
間々田
金沢
倶利伽羅峠《くりから》
小松
大聖寺《だいしょうじ》
加賀
信濃
吉崎
山中温泉
飛騨
武蔵
草加《そうか》
千住《せんじゅ》
下総
福井
永平寺
深川
越前
甲斐
種《いろ》の浜《はま》
上総
相模
美濃
富士山
敦賀
大垣
安房
若狭
尾張
駿河
伊豆
三河
近江
遠江
山城
伊勢
伊賀

最初の歩行は二〇一〇年の春で、歩き始める前は「第二弾を秋にも」と考えていたのですが、春の歩行が終わったら、参加者が引きこもりをやめてしまい、忙しくなったので、その年のうちに第二弾は実現できず、翌年（二〇一一年）に行ないました。

ひとりだけ参加していた小学生も、夏休みに校長先生に談判に行き、同じ区の別の学校に転校し、それ以来、元気に通い、中学生になりました。

彼らを変えたのは何だったのか、そのことについてお話をする前に、芭蕉が日光《にっこう》に寄った意味を考えてみましょう。

芭蕉の死出《しで》の旅路

『おくのほそ道』のルートは、前ページの図のように、深川を出発点として太平洋岸を北上し、石巻《いしのまき》から日本海へ向かい、象潟《きさかた》を最北端として今度は南下して大垣《おおがき》に至る一五六日間の旅です。この長いルートの中、芭蕉は深川から千住《せんじゅ》までのほんの七キロほどの道を船で移動しています。また旅のほとんどの路程を、門人、曾良《そら》が同行しています。

ルートをよく見てみると、途中に寄り道をしたように見えるところが何カ所かあります。太平洋側だけ見ても三カ所、「日光」、「殺生石《せっしょうせき》」、そして「飯坂《いいざか》」です。実際に歩いてみると、ここに寄るのはかなりの面倒です。ここに寄らなくても、ルートとしては問題ないのに、わざわざ寄る。それは、この寄り道した所が特に重要だということを示します。

その最初の寄り道が日光です。

日光は、いまでは世界遺産にも登録される世界の観光地です。しかし、ここは本来、徳川家康《とくがわいえやす》の霊廟、すなわち家康の霊を祀《まつ》る場所、聖地なのです。

「日光を見ずして結構というなかれ」などという言葉もあるくらい、日光は有名な場所です。芭蕉がわざわざ寄り道するのも、当然といえば当然、と思ってしまいますが、しかし、実は日光はたいした「歌枕」ではないのです。この地方の歌枕でいえば、門人、曾良が強くすすめた室《むろ》の八島《やしま》のほうを採るべきで、日光というのは、歌枕巡礼の旅をする芭蕉がわざわざ寄る意味は薄いのです。

それなのに芭蕉はなぜ、わざわざ日光に寄ったのか。それを解く鍵が「日光」という土地の名、そして最初の船旅にあります。

「日光」という地名は古くは「ふたら」と呼ばれていました。「ふたら」の漢字表記「二荒」を音読して「ニコウ」。そこから「にっこう（日光）」になりました。「ふたら」とはサンスクリット語の「ポータラカ」の日本語読みです。「ポータラカ」すなわち、ふたらとは観音様が住むという山、観音の浄土をいいます。このポータラカに漢字をあてると「補陀落《ふだらく》」あるいは「普陀洛」となります。ちなみにチベット語ではサンスクリット語から変化して「ポタラ」。ダライ・ラマの宮殿、ポタラ宮も同じです。ダライ・ラマは観音様の生まれ変わりという考えから、そのように呼ばれます。

日光とは「ふたら＝ポータラカ＝補陀落」すなわち観音浄土だったのです。芭蕉も書いていますが、「二荒」を「日光」に変えたのは空海だという説が当時は信じられていました。

この補陀落で思い出すのは「補陀落渡海」という風習です。

南方にあるといわれる観音様の浄土、補陀落を目指して船出をするという行が補陀落渡海ですが、しかしこの行は生還を期していません。船出するのは修行僧、乗るのは渡海船と呼ばれる小さな船です。船の上には鳥居や門、そして小さな小屋。水と食料は三〇日分のみ。櫂《かい》などの動力は一切なし。途中までは他の船によって曳《えい》航《こう》され、あるところで綱を切られ、あとはただ漂流をしつつ補陀落に着くのを待ちます。

僧の入る船上の小屋は、外から釘が打たれ、僧が出て来ることができないように密閉されます。時には僧のからだに一〇八の石を帯されることもあったといいます。僧は小屋の中で、読経をしつつ補陀落に着くのを待つのです。

現実的に考えれば、僧は餓死するか、あるいは難破、沈没による水死かのどちらかでしょう。死を前提とした捨身の行なのです。

中世に紀州から始まったこの風習は、やがて日本全土に広まり、人々に広く知られるようになりました。芭蕉の生きた江戸時代にも行なわれていました。

芭蕉たちの日光、すなわち「ふたら＝補陀落」までの旅は、この補陀落渡海を模していたのではないかと思うのです。そう考えると、深川から千住までの短い道のりに、わざわざ船を使った意味も理解できます。補陀落渡海を模すのであれば、当然、船を使わなければならない。そして芭蕉たちが船を降りた町「千住」は、かつて「千手」と書かれ、水の中から千手観音の像が引き上げられたことによって名づけられた地名なのです。まさに「ふたら＝補陀落」です。

となると日光までの芭蕉の旅は死出《しで》の旅路です。なぜ芭蕉はわざわざ死出の旅をしなければならなかったか。

私はそこに芭蕉の強い決断をみます。

職業俳諧人をやめた芭蕉は、窮乏生活に入った。よって立つ基盤もなくなった。何度か旅をしたが、これといった手ごたえはまだない。前のように「宗匠、宗匠」と尊ばれるような生活に戻りたい、そういう欲求が、どこかに生まれたでしょう。ときにそれは抗《あらが》いがたいほどの強い欲求となって、芭蕉を誘惑し、苦しめるときがあったに違いありません。

『おくのほそ道』をゆく
芭蕉と曾良

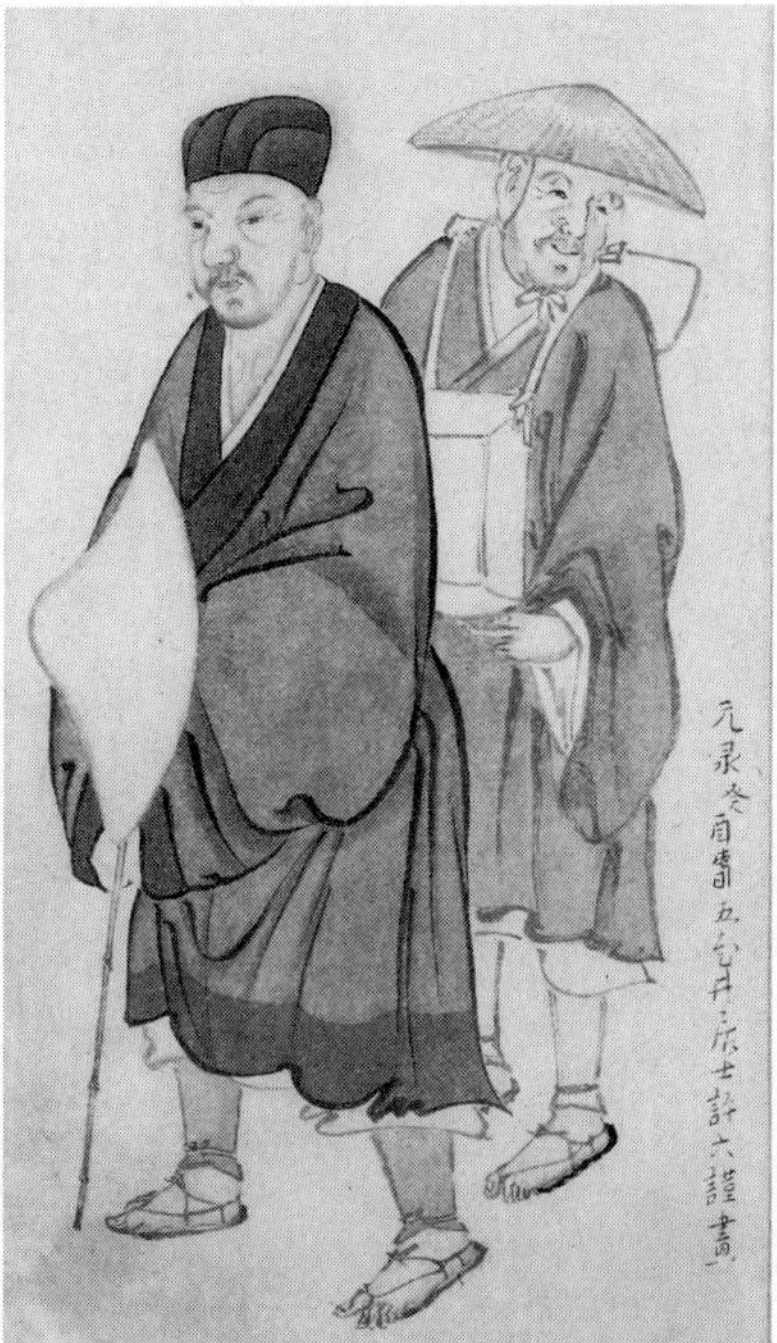

僧侶姿の芭蕉と曾良（許六筆「奥の細道行脚之図」／天理大学附属天理図書館蔵）

芭蕉は、補陀落渡海を模した死出の旅によって、イニシエーションとしての死の儀式をし、もう二度と四民の世界にも、職業俳諧人の世界にも戻らないという決意を、我にも人にも示したのではないでしょうか。

ちなみに芭蕉に同行した門人、曾良もこの旅のために髪を剃り、惣五郎という名前を改めて、僧侶のような名前「宗悟」に変えました。彼はこのことを日光の男体山《さん》の別名である黒髪山《くろかみやま》に向かって「剃《そり》捨てて黒髪山に衣更《ころもがえ》」と詠みます。

「もう社会生活に戻らない」

さて、ニートの人たちとも、この日光までのルートを歩くことを決めました。

彼らをサポートする担当の方から、彼らは元気になり始めると、なぜかまた元のように戻ってしまう傾向があるという話を聞きました。ちょっと元気になり始めると、周囲や家族から「元気そうだから、そろそろ仕事に就《つ》いたらどうか」「学校に行ってみたらどうか」といろいろ言われ、そのプレッシャーでまたもや元気がなくなるというのです。せっかく上向いた気分が、元の所に戻ることをイメージすると、それがブレーキになってまたまた落ち込んでしまう。

そこで、彼らにも「もう社会生活に戻らないという決心をしてしまったらどうか」という提案をしました。「それでは生活ができない」という人もいます。しかし、ニート、引きこもり、不登校、そのほかいろいろな名称によって括《くく》られる現代の経済社会に生きていけない人たちは、日本だけでも一〇〇万人以上はいるといわれています。そして、本人以外にも、このことでその両親、祖父母、兄弟が悩んでいます。そういう人たちを含め、ニート関係集団というふうに考えれば数百万人の人たちがいるのです。いわゆる「社会」に戻らず、むしろ彼らを（すなわち自分たちを）対象にした仕事や活動も可能なのではないか。

たとえば、彼らのもとには大学や研究機関からアンケートが送りつけられてきます。それらは非ニートの立場から作られていますので、彼らの神経を刺激する文言がところどころにちりばめられています。そんなものに対して、彼らは本当のことはむろん書かないと言います。ですから大学や省庁の統計や発表は実情からちょっとずれています。しかし、もし彼らがアンケートを作り、そして自身の足でそれを集めたら、いままでのものとはまったく違うものができあがるでしょう。そのほか彼らだからできることはたくさんあります。社会に属していないからこそ発揮できる力があるのです。

そのためにも、芭蕉と同じく社会への決別として、象徴的な死の儀式としての日光行きは大切なのです。

これはニートの人たちだけに当てはまることではありません。

世阿弥は「初心忘るべからず」という言葉を残しました。

初心の「初」とは、「衣」偏に「刀」。新しい着物を作るには、まっさらな布に刀（鋏《はさみ》）を入れなければならない。それと同じように新しい境地に至るには、自分を一度、バッサリと切らなければならない。それが世阿弥の「初心忘るべからず」です。

世阿弥は人生のときどきに、この初心が必要だといいます。それによって人は人生の次の段階に進むことができるのです。また、世阿弥は「老後の初心」という言葉も残していますす。いくつになっても（極論すれば死の直前ですら）初心は必要なのです。人は生きている限り、変化が可能であり、次の段階に進むことができるのです。

逆にいえば前のことにこだわっている限り、次のフェイズに進むことはできません。過去の自分をバッサリと切り捨てる、そのためには象徴的な「死」の体験、死の儀式が必要なのです。

日光への旅五日目に起こったこと

芭蕉の同行者である曾良は『おくのほそ道』の旅に出るに際し、俗名を捨てました。曾良と同じく、彼らにもまずは名前を捨ててもらいました。広尾《ひろお》にある東江寺《とうこうじ》（臨済宗）で、墨染の衣に着替え、新たな名前をつける儀式をしました。そして深川芭蕉庵近くの船着き場から船に乗り、千住近くの浅草《あさくさ》の西徳寺《さいとくじ》（浄土真宗）で決断式をし、『おくのほそ道』の路程を歩きだしました。

一歩、一歩、歩きながら、自分をしばっているさまざまなしがらみを捨てていきます。

二〇名ほどの参加者は五人くらいずつのグループに分かれ、用意した地図を辿りながら歩きました。芭蕉が歩いたであろうと思われる旧道を中心としたルートを事前に地図に記しておきました。参加者は、いまは隠れてしまっている旧《ふる》い道を探しながら、迷い迷い、歩きます。

各グループ、一五分ほどの間を空けるので、前のグループのルートを辿ることはできません。何度か下見をし、道を知っている私たちは、最後のグループからさらに一五分ほど遅れて歩きます。

わからない道、しかも不親切な地図なので、当然グループ内で話し合わなければならない。コミュニケーションが自然に生まれます。それでも解決しない場合は、土地の人に聞く。ふだん、コンビニに行っても話しかけることができない彼らが、土地の人に話しかけるようになりました。いつの間にか、人と話ができるようになったのです。

しかし、こんなマニュアル的な話は、彼らの変化にとっては実は重要ではないのです。

旅の三日目から降り出した雨は二日半続きました。

冷たい雨の中、カッパを着て、震えながら歩く。せっかく和気あいあいと話ができるようになっていたのに、この雨のせいか、みなの口はまた重くなり、黙々と歩くようになりました。田の中の道や林中の道は雨を含み、足元はぬかるむ。しかし所期の距離を歩き切らなければ宿もない。もっともつらい二日間でした。

雨が降り出して三日目の昼、日光の杉並木を歩いているとき、急に雨が上がって陽が差したのです。

そのとき、ひとりの参加者がこんな句を詠みました。

旅の空　我が人生に　光差し

句の巧拙や季語の有無などを問うことはやめましょう。それよりもこの句に籠《こ》められた意味の大きさを感じることのほうが大切です。

それまでの人生で、彼にとっての気象は天気予報の範疇《はんちゅう》でした。これは彼だけではない。私も含めてほとんどの人は、ふだん気象を、気象そのものとして感じることはありません。たとえば今日は雨、今日は晴れ、今日は曇り、それが気象です。本当に雨を見ていなければ、晴天を感じてもいません。

が、冷たい雨をからだの芯に感じ、足元のぬかるみと付き合いながら歩くうちに、彼は風景を自身の中に取り込んでいきました。初めて感じる気象の非情さと、そこから逃げることのできない身体に、気象は身体と一体化していく。彼の身体そのものが「雨」になったのです。

そして突然の陽光。

雨と化していた彼は、その陽光を得て、彼そのものが光になった。そのとき、俯《うつむ》いていたその顔が上がる。数十年間、下を見て生きてきた彼の顔は「陽の光」を体内に宿し、天に向かったのです。

詩化する旅

このような変化は彼だけに起こったことではありません。多くの参加者が、風景と真摯《しんし》に対峙することによって、自然を自分の身体に取り戻し、かつてない感動を体験しました。

ここで大事なことは、この旅がただ歩くだけの旅ではなかったということです。歩くことは、むろん大事ですが、できるだけ日常をひきずらない歩きをすることが大事です。

夏目漱石は小説『草枕』の中で、それを「非人情の旅」といいました。非人情といっても現代でいう非人情とはちょっと違います。「人情」に非《あら》ざる旅という意味です。

漱石のいう人情とは「苦しんだり、怒ったり、騒いだり、泣いたり」などの、現代でいえば感情をいいます。そういう「人情」を超越した旅を「非人情の旅」といいました。しかしだからといって、単なる厭世《えんせい》、人嫌いとは違います。漱石の「非人情」とは、対象そのものを、ただ「そのままの姿」として見るのを目的とすることであり、非人情の旅とは世界を「詩化」する旅なのです。

漱石はいいます。

「怖いものも只怖いもの其儘《そのまま》の姿と見れば詩になる。凄い事も、己れを離れて、只単独に凄いのだと思えば画になる」

『おくのほそ道』に倣《なら》う旅ですから、私たちの旅は詩的な旅のはずです。しかし、雨の冷たさやぬかるみに取られる足の重さ、全身の疲れなどは、私たちを簡単に散文の世界に引き戻してしまいます。

漱石は「こんな時にどうすれば詩的な立脚地に帰れるかと云えば……（略）……其方便は色々あるが一番手近なのは何でも蚊でも手当たり次第十七文字にまとめて見るのが一番いい」といいます。

私たちも、漱石や芭蕉をまねて句をひねりながら、あるいは連句をしながら歩きました。最初は、漱石のいうように何でもかんでも手あたり次第に五七五の一七文字にまとめていきました。しかし、歩き続けるにつれてその句は変化を始めたのです。口先だけの句から、それがからだそのものから出てくる句に変わってきました。いや、からだというのは表層の身体を表わす語なので、ちょっと弱い。頭や口先ではなく、深層の身体である「身」からにじみ出てくるような、そんな句に変わっていったのです。

漱石の『草枕』の主人公が、美術をなりわいとする画家であるように、世界を詩化する旅とは、世界の中に「美」を探究する旅であるといってもいいでしょう。美を体内に取り込み、自分の「いのち」にできたとき、人には劇的な変化が起きます。そして、それこそが美の持つ本来の力であり、そのためには私たちはどうしても歩かなければならないのです。

「美」という語は、「羊」と「大」とからなります。字が表わすように、本来はまるまると太った羊という意味です。大切に養育された羊。なぜそんなに大切にされるかというと、それは生贄《いけにえ》にされるからです。やがて殺戮《さつりく》され、消えていく悲愴な美しさ。それが「美」という漢字の原意なのです。

私たちが、花にひかれるのも、それが散るからです。能を大成した世阿弥は、能の芸術性を「花」と表現し、「いづれの花か散らで残るべき」といいました。

万物は一瞬も留まらず、変化し、消えていきます。「花」とは、変化の「化」に草冠がついた字です。花だけではありません。陽も沈み、木々も枯れ、あらゆる自然は変化し続け、そして散ります。しかし、それは儚《はかな》いから散るのではありません。横溢《おういつ》するエネルギーに満ちているからこそ、変化をし、そして散るのです。「美」とは、やがて消えるということを知っているからこそ、燃える命の象徴なのです。決して弱いものではない。

私たち自身も変化し、やがて散る存在です。しかし、私たちには「意識」があります。本当は変化をしているのに、現状を維持し、変わっていないと思おうとする「意識」です。これによって形作られる自分は、本来の自己ではなく「自己イメージ」です。

変化する「自己」と、変化しない「自己イメージ」。時間とともにその乖離《かいり》は大きくなります。両者が離れれば離れるほど矛盾が生じ、無理が起きます。ふだんは無意識のうちにその矛盾を修復しているのですが、それが修復できないまでに大きくなったとき、突然人生に深淵なクレバスが出現し、あらゆることの意味を喪失し、精神や身体に破綻《はたん》を来したりします。

そんなとき私たちは世界を詩化する旅をし、もう一度、自然や世界の「美」を体内に取り込み、自分を取り巻く世界を再構築する必要が生じます。それこそが美を「いのち」化することなのです。

「いのち」とは「息」という語がもとです。昔「息」は単に「い」と読まれました。「いのち」は「息（い）のち」であり、そして「ち」とは「霊力」です。「息（い）の霊（ち）」が「いのち」なのです。

古代、霊力を表わす語は「ち」だけではありませんでした。「かみ（神）」や「わだつみ」の「み」、あるいは「たかみむすひ（高御産巣日）」や「かみむすひ（神産巣日）」の「ひ（び）」なども霊力を表わしました。

いのちの「ち」は、いくつかの霊力を表わす語の中で「ち」であることが大切なのです。さまざまな霊力を表わす語彙の中から「ち」を持つものを探してみれば、たとえば「いかづち（雷）」、あるいは「おろち（大蛇）」、「血」や「乳」など、みな生命力溢れる語ばかりです。下手をすると暴発して人を傷つけかねないくらいのエネルギーを持った語が「ち」なのです。

いのちの「ち」とは「美」と同じく横溢するほどのエネルギーを持った「霊力」なのです。ふだんは私たちの深奥に眠っている横溢するエネルギーである「ち」と「美」。長い人生の暗闇に俯き続けていた彼は、ひたすら歩きながら世界を詩化する旅を続け、そしてある日、まぶしいほどの陽光を得て、身内の底に眠っていた「いのち」を目覚めさせた。

そして同時に、いつの間にか身体の外に出してしまった「いのち」を、体内に取り込んで一体化したのです。

日常生活を送るとき、私たちは「いのち」や「美」の持つ激しいまでのエネルギーを抑えつけて生きています。むろん、それは世間という規範化された社会で生きていくときには大切なことです。しかし、それを抑圧し続けると、やがて「美」や「いのち」は枯渇します。時にはそのエネルギーに目を向け、解放させることも必要です。

そのひとつの方法が全身を使って歩く「旅」であり、そして深層の身体である「身」そのもので美と対峙する「詩」なのです。

人生、もう一度やり直したいと思ったら、ぜひとも世界を詩化する旅、それも交通機関を使わずに歩く旅をしてみてはいかがでしょうか。

5章

実践「和」のウォーキング

――大名庭園「六義園《りくぎえん》」を歩く

暗号《コード》を読み解きゆっくり歩く

『おくのほそ道』と「六義園《りくぎえん》」の共通項

和の歩行の実践編として大名庭園のひとつである「六義園」を歩いてみましょう。六義園は和のウォーキングをするには、絶好の場所です。

「六義園」は東京の駒込《こまごめ》にある大名庭園ですが、全国を見ると水戸《みと》の「偕楽園《かいらくえん》」、金沢《かなざわ》の「兼六園《けんろくえん》」、岡山の「後楽園《こうらくえん》」、そして高松《たかまつ》の「栗林公園《りつりん》」などおよそ四〇もの大名庭園があります。その多くがこれからお話しするような楽しみ方ができますので、まずは「六義園」での楽しみ方を本書で体験され、それをもとにお近くの大名庭園での和のウォーキングをお楽しみください。

前章でお伝えした『おくのほそ道』の旅と「六義園」には共通することがあります。それはともにさまざまな「コード（暗号）」を読み解きながら歩くということです。芭蕉を追って奥州を旅する人も、これから紹介する六義園を歩く人も、そこに隠された暗号を見つけ、そしてそれを解読して歩くことが求められているのです。

私たちに読み解かれるべき「コード（暗号）」は、路傍の何気ない叢《くさむら》の中や庭園の樹木の陰にひっそりと隠れていることがあります。そんな「コード（暗号）」を見つけ、そしてそれを読み解きつつ歩くためには、ゆっくりとしたウォーキングが大切なのです。

六義園に代表される日本庭園は、ただ緑が多くて、きれいな所というだけではありません。日本庭園は、日本文化の粋《すい》でもあります。加藤周一《かとうしゅういち》は、庭こそ日本芸術の粋であり、庭の美しさを真に知ることによって、私たちは日本的な美しさの普遍性や新しさを知ることができる、といいました（『日本の庭』）。

私たちは日本の庭を歩くことによって日本文化の真髄を体験することができるのです。

日本庭園といってもさまざまな種類があります。今回、みなさんと歩きたい六義園は廻遊式の大名庭園のひとつです。

六義園は、柳沢吉保が造った大名庭園です。柳沢吉保といえば、時代劇ファンならば悪役の代名詞としてご存知でしょう。水戸黄門の敵役で、黄門様が旅に出る原因を作ったのも柳沢吉保ですし、『忠臣蔵』では、赤穂城主、浅野内匠頭《あさのたくみのかみ》の切腹を命じた非情な人物としても描かれています。

しかし、実際の柳沢吉保は五代将軍、綱吉の御側用人として江戸幕府の磐石の基礎を築いた立役者ですし、和歌の才にも恵まれた才人です。161ページにも書いたように、柳沢吉保の和歌の先生である北村季吟は、松尾芭蕉の俳諧の師匠でもあり、吉保と芭蕉はジャンルの違う兄弟弟子であるともいえます。また吉保は、和歌にとどまらず、仏教や儒教にも造詣が深く、当時の一流の文化人でもありました。

そんな吉保が造った六義園には、さまざまな和歌や中国の思想にちなんだ景色がうつされていて、六義園ができた当初は八十八の名所、すなわち「八十八景」があり、六義園を散策する人は、八十八景にうつされた和歌や中国思想を、おのおのの教養で読み解いていったのです。

八十八のシンボル

廻遊式の大名庭園は立体的な韻文、すなわち詩の建築といってもいいでしょう。

そこには『おくのほそ道』と同じく、さまざまなシンボル化された詩的なコード（暗号）が隠されていて、そこを逍遥《しょうよう》する人は、それらを読み解きながら歩くことが求められています。

六義園に隠されているのは八十八のシンボルです。それは、八十八の鍵穴がついた扉があるようなものです。このシンボルを読み解くためには、その鍵穴に合う「鍵」が必要です。しかも、この扉はきわめて日本的な「重層的なシンボル言語」で書かれていて、ひとつの鍵を取り出して、やっと扉が開いたと思ったら、さらにその奥にもうひとつの扉があり、その奥にはなおまた扉があるという具合に無限の扉が重層的に隠されています。

一枚の扉の向こうにある幻想の風景や、さらにその奥に隠された深い意味。あるいはその扉に書かれた文字の背負う長い歴史の記憶、そしてそれによって引き起こされるまったく別の風景、さらには周囲の自然物や人工物とも共鳴する重層性を読み解く、という楽しみが隠されているのです。

幻想の和歌《わか》の浦にワープする

ひとつ例を挙げましょう。

六義園のシンボルは五〇センチほどの石柱に書かれています。まずはこの石柱を探すところから始めます。小さな石柱ですから、ぼんやりしていては見つかりません。和のウォーキングで、ゆっくり、じっくりと歩きながら探します。

中の島という島の中に分け入ると、ひとつの石柱を見つけることができます（今は立ち入り禁止になっているので目にすることはできませんが、説明しやすい例なのであえて取り上げます）。これがコード（暗号）としての扉です。そして、そこには「片男波（かたをなみ）」という文字が刻まれています。この「片男波」が、扉についている鍵穴です。誰にでも読める文字で書かれた石柱は、「さあ、開けてみろ」と散策者に挑戦状を叩きつけています。

六義園の石柱に書かれている暗号のほとんどが歌枕です。歌枕に関しては171ページに書きましたが、呪術的で霊力を持った詩的な聖地です。そこには古人の詩魂が冷凍保存のように圧縮されていて、そこを通過する人々から解凍されることを求めています。六義園を歩く私たちも、おのおのの鍵を使ってこの扉を開け、歌枕に潜む詩魂を解凍して解放しましょう。

さて、ドアである石柱を見つけ、そして「片男波」という鍵穴も発見した散策者が、ここで次の『万葉集』の和歌が脳裏に浮かべば、それは第一の鍵を持っているということになります。

若《わか》の浦に潮満《しほ》ちくればかたをなみ葦辺《あしへ》を指して鶴《たづ》鳴き渡る
山部赤人《やまべのあかひと》

この和歌を鍵として「片男波」の石柱ドアに臨みます。

さあ、鍵を鍵穴に差し込みましょう。すると、この和歌の情景が脳裏に浮かびます。

場所は紀州の和歌の浦。「かたをなみ」と呼ばれる海岸があり、そこにはたくさんの鶴がいる。潮が満ちてくる。と、浜辺の干潟がなくなり（かたをなみ）、干潟を追われた鶴たちは、足場の悪い葦辺を目指して飛んでいく。そのときに彼らは天で鳴く。

そんな風景です。

鍵をもった散策者は東京の駒込にいながら、幻想の和歌の浦（和歌山県）にワープするのです。

この歌は、山部赤人が聖武《しょうむ》天皇の行幸に随行したときの歌で、聖武天皇の目にした景色を赤人が歌にしたものです。私たちの目もそのときの天皇の目となり、時代と場所を超えて、奈良時代の天皇の目で、この歌の景色を幻視するのです。天皇の目にしたことを赤人が幻視し、さらにその風景を私たちが幻視する。私たちの目は万葉時代の赤人の目となり、さらに赤人の目を通じた天皇の目となる。なんとも複雑な話ですが、この複雑さを楽しむのが、まずは第一歩。

そして「片男波」の石柱のある場所から六義園の周囲の風景を見渡すと、確かに浜辺もあるし、やや遠いところに葦辺もある。そのような景色になっている。むろん、それはミニチュアであり、石や樹を組み合わせて造られた人工物です。ほんものの和歌の浦ではない。が、この歌の幻視と相俟《あいま》ったとき、それは自然以上の自然、すなわち「第二の自然」としてそこに現出します。私はこれを脳の中で生成されるAR（拡張現実）、「脳内AR」と呼んでいます。

人によっては、この和歌を含む長歌や、もうひとつの短歌、あるいはこの歌を本歌にしたさまざまな歌も思い出すでしょう。それができれば重層シンボルの第二の鍵も手にしていることになります。

さらに、ここから眺める六義園の景色が、昔の絵にある「かたおなみ」海岸付近の和歌の浦を模しているということにも気づき、この「かたをなみ」という語が「片男波」、すなわち高い、大きな波という語も同時に表わし、さらにはその片男波からできた和の意匠（デザイン）である「片男波」をも知っていれば、より楽しいし、さらに『和歌浦物語』に描かれる片男波海岸の物語も知っていると、さらに楽しくなります。これが第三、第四、第五の鍵です。

さてさて、この扉にはまだ奥がありますが、もとより鍵と鍵穴との間には、必ずといっていいほどズレがあります。詩的シンボルの鍵穴にぴったりと合う鍵などは存在しません。書かれていることと、読者との間には必ずズレがあるのです。この歌を詠った山部赤人と、この庭を造った柳沢吉保との間にはズレがありますし、そこを散策する私たちとの間にもズレがある。このズレがまた面白い。

しかし、まずは「鍵を使って扉を開けよう」と思うところからすべてが始まります。六義園の散策者が、山部赤人の歌を知っていれば、まずは第一の鍵を手に入れたことになるのですが、それを使って開けるかどうか、すなわちその情景をしっかりと脳裏に浮かべることができるかどうかでまず違いが出てきます。「ふん、ふん」と素通りしてしまっては何の意味もない。

そして、さらにこの歌から派生したさまざまな歌や、日本の芸術の約束ごとなどを知っていればいるほど奥の間に連れていってはくれますが、しかし鍵と鍵穴とのズレは必ずあるということは、その最奥部に到達できる人はいないということを意味します。

だからこそ何度訪れても、新しい発見がある夢の中のような世界なのであり、その歯がゆさを楽しむのも大名庭園の醍醐味《だいごみ》であります。

六義園を歩く

まずは、茶室「心泉亭《しんせんてい》」へ――詞《ことば》はふるく心は新し

では、以上の知識を前提に、実際に六義園を歩いてみましょう。

かつて八十八あったコード（暗号）である石柱は、現代は三十二カ所だけになっています。また、池に浮かぶ中の島などが立ち入り禁止で、ふだん実際に目にできる石柱は一六カ所、その一覧表は、六義園で購入できるパンフレットにも載っています。また、土日、祝日に二度開催されているガイドツアー（無料）に参加すると、一四の石柱に関連する和歌の載ったパンフレットももらえるので、とても重宝します。すべての和歌を知りたい方や、「六義園」についてもっと詳しく知りたい方は（財）東京都公園協会が出している東京公園文庫の『六義園』がおすすめで

す。これには柳沢吉保の『六義園記』も載っています。

駒込駅（JR山手線・東京メトロ南北線）を降りて七分ほどで六義園に着きます。正面入り口で入場券を買い、大きな荷物は預けて公園に入ります。

最初に目にするのは見事な枝ぶりのしだれ桜です。桜の季節はまことに見事な花を咲かせますが、しかし人出もすごい。六義園をゆっくりと楽しみたいと思うならば、この季節は避けたほうがいいでしょう。また紅葉の時期も人出が多いので、避けるのが無難です。

また、この桜は比較的最近植えられたもので、コード（暗号）は隠されていないので、今回はスルーします。

さて、このまま庭園に入りたい気持ちをちょっと抑えて、左に進んでいくと、そこに「宜春亭《ぎしゅんてい》」「心泉亭」というふたつの茶室があります。「宜春亭」「心泉亭」ともに、貸し茶室として、いまでは誰でも借りることができます。

「心泉亭」のあたりには六義園ができた当初、「心泉《こころのいずみ》」と呼ばれる泉があり、心泉の源として石、「詞源石《しげんせき》」もありました。

「心泉亭」の名前の由来は『千載和歌集』の序です。そこには「心の泉いにしへよりも深く、言葉の林、昔よりも繁し」とあります。また、柳沢吉保の記した『六義園記』にはこの心泉の源の「詞源石」について「詞《ことば》はふるく心は新し」ともあります。

言葉はすべて古い。私たちが使っているあらゆる言葉は古い言葉です。新語ですら古い言葉の組み合わせです。その一語一語の背景には、古語から伝わる綿々とした歴史が隠れています。そんな古い言葉ですが、しかしそれらをあるいは組み合わせ、あるいはアレンジすれば、その組み合わせは無限にある。言葉自体は古いけれども、無限の言葉を生み出せる。すなわち「言葉の林は繁し」なのです。

さらにその言葉で何かを表現しようとする私たちの心を泉にたとえています。私たちの「心」は、泉のようにどんどん湧き出ます。だからこそ常に心は新しく、そして深い。が、新しく深いその心、すなわち思考や感情は古い言葉によって発生しています。

古くて繁き詞と、そして深くて新しい心の泉。この両者の深玄とした関係。それ

六義園を歩く

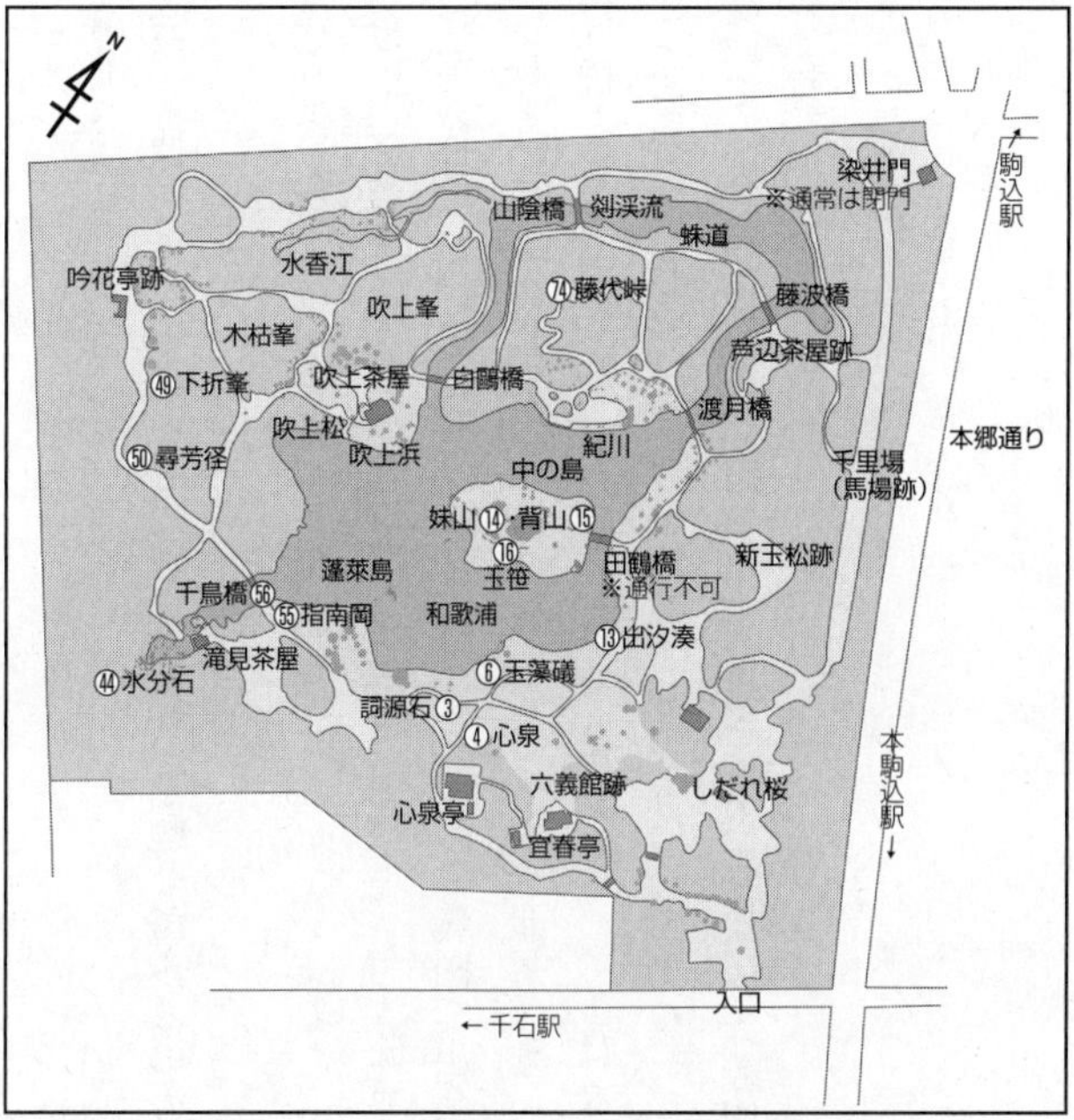

各景についている数字は、六義園の八十八景を柳沢吉保『六義園記』の記載の順にふった番号。石柱を見つけ、その情景に遊びながらゆっくり歩く

が「心泉亭」の象徴するところのものです。

「心泉亭」で茶会でも催して、そのことにしばし思いを馳せてみるのもいいでしょう。

この「心泉」からはかつては水の流れがあり、池に注いでいました。それは、私たちの心が、自分という個人から注ぎ出し、世界と感応していくようでもあります。その世界は現実の世界だけとは限りません。これから六義園で出会おうとする和歌の世界、もうひとつの夢の世界もれっきとしたひとつの世界です。

そしてその架け橋としての「心橋《こころのはし》」も昔はありました。いまはない「詞源石(3)」「心泉(4)」そして「心橋(5)」を幻視するのもいいですね。

(各景のあとについている数字は、六義園の八十八景を柳沢吉保の『六義園記』の記載の順にふった番号です)

玉藻《たまも》磯《いそ》

では「心泉亭」を出て庭を歩き始めます。心泉の注ぐあたりが歌枕「玉藻磯（たまものいそ）（6）」です。

玉藻とは、美しい藻のこと。

かつては小石が多く「石の中に玉を求める」というところからも、この名前をつけたと『六義園記』はいいます。ここには残念ながら石柱はありませんが、美しい藻という意味の「玉藻」が、美しい言葉をも象徴していることを、次の歌を詠みながら思うといいでしょう。

和歌の浦にちぢのたまもをかきつめて万代《よろづよ》までも君がみんため

藤原俊成《ふじわらのしゅんぜい》

さて、六義園に入ると、すぐに大きな池が目に飛び込みます。池は日本庭園の特徴です。庭園を造ろうと思ったら、まずは池を掘ります。そして、掘り出した土で山を築く。「池」と「山」、これが廻遊式庭園の特徴です。

池を見ながら遠くにある築山《つきやま》を眺めていると、ここが東京であることを忘れてしまいそうです。そうなのです。ビルの姿が見えないのです。ここ六義園は、東京の庭園では唯一、方向によってビルが見えないという素晴らしい庭園です。

出汐湊《でしおのみなと》──旅の出発点

玉藻礒からやや右に歩いていくと、ひとつの石柱を見つけることができます。よく見ると「出汐湊（でしほのみなと）（13）」と読むことができます。

「出汐湊」とは出汐を待つ港の意味です。昔は潮が満ちてくるのを待ってから船出をしました。その時刻は月の出と一致する。月が昇ってくるとほぼ時を同じうして潮も満ちてきて、船出にちょうどいい潮面になるのです。

船出のために月を待つという『万葉集』の額田王《ぬかたのおおきみ》の歌は有名です。

熟田津《にきたつ》に船乗りせむと月待てば潮もかなひぬ今はこぎいでな

船出に潮を待つという習慣は、いまでも「ちょうどいい潮時だ」という言葉に残っています。これから六義園をめぐる旅に出る私たちの出発点が、この「出汐湊」です。

「月の出」と「出汐（船出のための満潮）」とが掛けられて「月の出汐」というターム（歌語）が作られます。それがこの石柱「出汐湊」です。この「出汐湊」を開く鍵である短歌は次の歌です。

和歌の浦に月の出汐のさすままによるなく鶴《たづ》の声ぞかなしき　慈円《じえん》

和歌の浦に月が出る（「月の出」）。それにともない潮もさす（「出汐」）。その潮に驚いて飛び立つ鶴。その姿は見えないが、その声はなんとも悲しい。

ここ、六義園はいま幻想の和歌の浦になっています。その砂浜には、これまた幻想の鶴がいて、そして幻想の月が出る。

私たちが歩いているいまが朝でも昼でもかまいません。そのような現実的な時間ではない、幻の時間がここに出現するのです。その時刻は夕刻、あるいは夜。

さっきまで浜辺にいた鶴が鳴きながら空を飛んでいます。潮が満ちてくると砂浜が水に侵され、鶴のいるところがなくなる。「寄る」ところがなくなった鶴と「夜の鶴」がまた掛けられます。その鶴の鳴く声が悲しい、そう詠います。

この歌はむろん「片男波」の山部赤人の歌が本歌になっています。が、さきほどの赤人の歌が天皇の行幸の歌であるために、同じような情景を歌っていながらなんともいえないおおらかさがあるのに対して、こちらの歌は月の出汐と旅立ちを詠い

出汐湊から見る景色

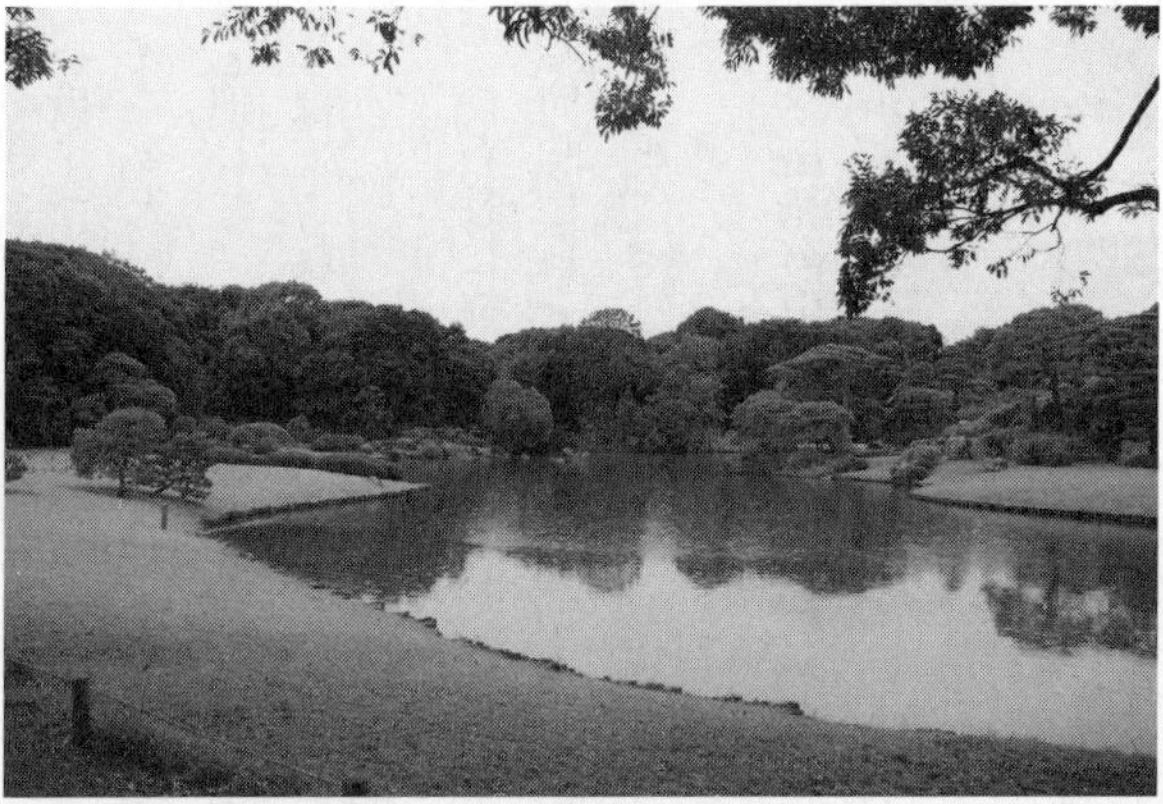

ここ六義園は、いま幻想の和歌の浦。ビルが一切見えないのも特徴

ながらも、なんとなく寂しい歌です。

夜に鳴く鶴は、寄る辺（夜）を失った人が流浪をする悲しさの象徴でもあるかもしれません。あるいは恋人と別れて、泣きながらさ迷う人の姿にも見える。この歌の「月の出汐」の旅立ちからは、これから旅立つぞという高揚感よりも、旅愁の物寂しさを感じます。

「出汐湊（でしほのみなと）」の石柱に立って、空行く鶴の姿を幻視し、悲しげに鳴く鶴の声を幻聴する。そして同時に自分のこれまでの人生を振り返る。葦辺を指して鳴きながら飛ぶ鶴に自分を重ね、さまざまに帰る場所をなくしてきた過去を反芻《はんすう》する。

そしてそれは「出汐」という出発の中にすでにそれが含まれるという皮肉さ。順風満帆の人生の中にこそ、やがて訪れる悲哀が隠れています。

そんなことにも思いを馳せるのです。

妹山《いもやま》・背山《せやま》と玉笹《たまざさ》

さて、次の石柱グループは残念ながら近くで見ることができません。それらは池中の島の中にあります。この島には一五もの石柱がありますが、いまは一般の参観者が島に渡ることが禁止されているので見ることができません。

しかし、石柱は見えなくても島自体が「コード（暗号）」になっています。出汐湊から島を眺めると、島の中にふたつの石が置かれているのが見えます。このふたつの石は、ふたつの峰をもつ山に象《かたど》られています。この山の名は「妹背山」です。「妹」とは妻、「背」とは夫。妹背山とは夫婦という名をもつ山です。左の小さい石が妻の山で「妹山《いもやま》（14）」、右の大きいほうが夫で「背山《せやま》（15）」です。「妹山」も「背山」も、ともに歌枕です。

日本中の霊山と呼ばれる山には、このようなふたつの峰を持った山が多くあります。筑波山《つくばさん》（茨城県）もそうですし、折口信夫《おりくちしのぶ》の『死者の書』の舞台となった中《ちゅう》将姫《じょうひめ》ゆかりの二上山《ふたかみやま》（奈良県・大阪府）もそうですし、天上の天《あま》の香具山《かぐやま》もそうです。そして、霊山である筑波山も二上山も、やはり歌枕です。

このふたつの山のコード（暗号）を解くことも大切ですが、実はここにもっと重要なコードが隠されています。それは妹背山の間にあるひとつの石です。これは歌枕「玉笹（たまざさ）(16)」なのです。

石ですから、どう見ても笹には見えませんが、そういう野暮なことはいわずに、この石を「玉笹」、すなわち美しい笹だと思って遠望しましょう。

この「玉笹」の鍵としての和歌は以下のものです。

妹背山中におひたる玉笹のひとよの隔てさもぞ露けき　　藤原信実《のぶざね》

「妹背山中におひたる玉笹」とは、妹背山の間に生えている玉笹です。美しい玉笹ですが、それは妹背山の間をさくようにふたつの峰の間に生えています。

まずはこの笹というのが曲《くせ》ものです。笹は、本来は神霊を招くための植物でした。

能では狂女が笹を手に持って舞います。狂女の「狂う」とは、「くるくる」や「めくる（めぐる）」が語源といわれています。くるくる「まはる（回）＝まふ（舞）」人が狂女なのです。能の「狂う」とは、彼女の持つ笹をアンテナとして、神霊が取り憑いて神懸りになった状態です。笹は、神主さんの持つ御幣《ごへい》のように、神霊を招く「採り物」だったのです。

万葉時代の歌人、柿本人麻呂は笹を詠って「みやまもさやにさやげども」と表現しました。さやにさやぐ、とはなんとも美しい音を伴った表現ですが、この「みやま」に「深山」という字を当てはめてみると、突然、不気味な雰囲気をかもし出します。笹は風を招き、自らさやさやという音を発し、全山をそのさやさやという音でさや（喧）がせ、しかも神霊を招く植物です。

旅人となった人麻呂はその笹の音を聞きながら、ふるさとに置いてきてしまった妻のことを思って歌を詠みました。笹は神霊を招くように、遠く離れた恋人を、いまここに呼び寄せるための呪術的な植物でもあるのです。その笹が夫婦を象徴する山の間に生えている。しかもふたりの間を裂くように生えている。なんとも皮肉な情景です。

さて「玉笹の」に続く「ひとよ」という語は掛詞です。笹には節がある。そしてその「節」は古語で「よ」と読みます。そして「よ」は「夜」にも通じる。ですから「ひとよ」という語には笹の「ひとつの節」という意味と、「ひと夜」というふたつの意味があるのです。

ふたつの山の間に生える玉笹は、まるでふたりの夜をさくように隔てている、そんな意味になります。

さて、この和歌は「さもぞ露けき」というフレーズで終わります。昔から和歌の世界では、笹とくれば「露」というのはお約束です。秋になると笹には露が置く。露とははかない露、「涙」です。そして露が置く秋は「飽き」をも掛けます。「ひとよの隔てさもぞ露けき」、たったひと夜会えないだけで、こんな涙に濡れるほど悲しいとは、という歌ですが、そこには相手が自分に飽きたのではないか、そんな不安も見え隠れします。

夫婦といっても、いまの結婚制度下の夫婦ではありません。いまのような法的制度のない時代ですから、結婚したからといって将来が約束されるわけではない。いま会っている人は、明日の晩にはもう会えないかもしれない。いつ別れがくるかわからない、その不安と緊張のなかでの夫婦関係です。現代ならば恋人同士と考えたほうがいいでしょう。

だからこそたったひと晩、会えないだけでも、いいようのない不安が押し寄せ、こんなにも悲しいのです。

指南岡《しるべのおか》と浜千鳥の足跡

遥かの島に思いを馳せたら、また歩き始めましょう。

多くの大名庭園は右回り、左回りというルートが決まっていることが多いのですが、『六義園記』の通りに歩いてみると、六義園はあるところまでは左回り、そして次は右回りと途中で回り方が変わります。これによって実際の庭の面積よりも数倍大きな廻遊が可能になるというなんとも巧妙な仕掛けが、その廻遊ルートにも隠されています。

ここでは私たちはまず左側に歩いていくことにしましょう。すると道の右に小さな岡が見え、ここにも石柱があります。

この石柱に書かれている文字は「指南岡（しるべのをか）(55)」です。

「しるべ」とは、道しるべという言葉があるように道案内をいいます。柳沢吉保は「しるべ」に「指南」という漢字を当てています。指南というのは、古代の方位磁石を言いました。古代の磁石は南を指すので「指南」です。その指し示すとおりに行けば、正しい道を歩める、そんな道を教え導いてくれる指南の岡、それが「指南岡（しるべのをか）」なのです。

この石柱の歌は以下の歌です。

尋ね行く和歌の浦路の浜千鳥跡あるかたに道しるべせよ
紀淑氏《きのよしうじ》

この歌で尋ね行くのは「和歌の浦路」ですが、この和歌の浦路という語にはやはりふたつの意味があります。ひとつはこの六義園そのものが和歌山県の和歌の浦を模していますので、その和歌の浦の海岸の道、浦路です。そしてもうひとつは「和歌の道」、すなわち和歌の奥義へと私たちを導いてくれる詩人の道です。

そんな道へ私たちを連れて行ってくれるのは「浜千鳥」の跡、砂浜に続く浜千鳥の足跡です。砂浜に点々と続く浜千鳥の足跡を追って海岸の道を歩きながら和歌の浦の浦路を尋ね行く詩人の姿、その詩人は浜千鳥の足跡にもうひとつの意味を詠んでいきます。

浜千鳥の足跡とは書跡、あるいは手紙から和歌の言葉、言霊の象徴でもあります。古代中国では、文字は鳥の足跡を見て作られたといわれており、日本の歌人も壬生忠岑《みぶのただみね》以来、浜千鳥の足跡を文字の跡、筆跡に見立てていました。また、千鳥が砂浜を踏む意の「踏み」と、手紙の意の「文（ふみ）」とを掛け、男女の仲を取り持つ手紙の意味にも見立てました。韻を「踏む」とも掛けられているかも知れませんね。

和歌の奥義への道を歩く詩人は、浜千鳥の足跡を追いながら、その足跡に書跡を見たり、あるいは男女の文を見たりしているのです。

滝のわき道へ

「指南岡（しるべのをか）」を右に見ながら歩くと、道がふたつに分かれます。左のほうからは水の音が聞こえてきます。そちらには滝見茶屋を中心とした滝の景色が広がります。滝への道は実はわき道ですが、せっかくですから水音に誘われてちょっと寄り道をしてみましょう。

少し歩くと別世界が広がります。さまざまな石組と滝、そしてその水の流れ。この付近は静かに座って水音に耳を澄まし、水の流れを眺めながら観想するのに最適な場所です。

「水分石《みずわけいし》（44）」によって分けられた水の流れを眺めていると崇徳院《すとくいん》の次の歌が浮かびます。

瀬をはやみ岩にせかるる滝川のわれても末に逢はむとぞ思ふ

（訳）川の瀬の流れが速いので、岩にせきとめられた流れがふたつに分かれてしまっても、先ではまたひとつに合わさる。こんなふうに、私たちはいま別れてしまっても、将来は再び一緒になろうと思う。

「枕流洞《まくらながしのどう》（45）」もあります。「枕流《まくらながし》」とは流れに枕するということ。『六義園記』には、孫楚《そんそ》の故事、「漱石枕流《そうせきちんりゅう》」のことが書かれています。夏目漱石の漱石という名の由来ともなったお話です。

「石に枕し、流れに漱《くちすす》ぐ（枕石漱流）」と言うべきところを、孫楚は「石に漱ぎ流れに枕す（漱石枕流）」と言ってしまいました。「それは間違いではないか」と指摘されると、「いやいや、石に漱ぐのは歯を磨くため、流れに枕するのは耳を洗うためだ」と言ったのです。そこから、ひねくれものとか負け惜しみが強い人を「漱石」と呼ぶようになりました。しかし柳沢吉保は「隠者のことをいへり」と言っています。負け惜しみではなく、流れを枕とする風流な隠者だというのが柳沢吉保の解釈です。

ちなみにこの滝の付近には「紀川上《きのかわかみ》(42)」という石柱もかつてありました。「紀川上には隠者が住む」と古記にあるそうで、柳沢吉保はそれも踏まえて、ここを「枕流洞」と名づけたそうです。

そんな故事を思いながら、滝川の流れを枕にして、しばし午睡を楽しむのも一興です。

千鳥橋《ちどりばし》——異界への通路

滝の付近でしばらく遊んだあとは、さきほどの道を戻って二股の右の道を取りま

千鳥橋を渡る

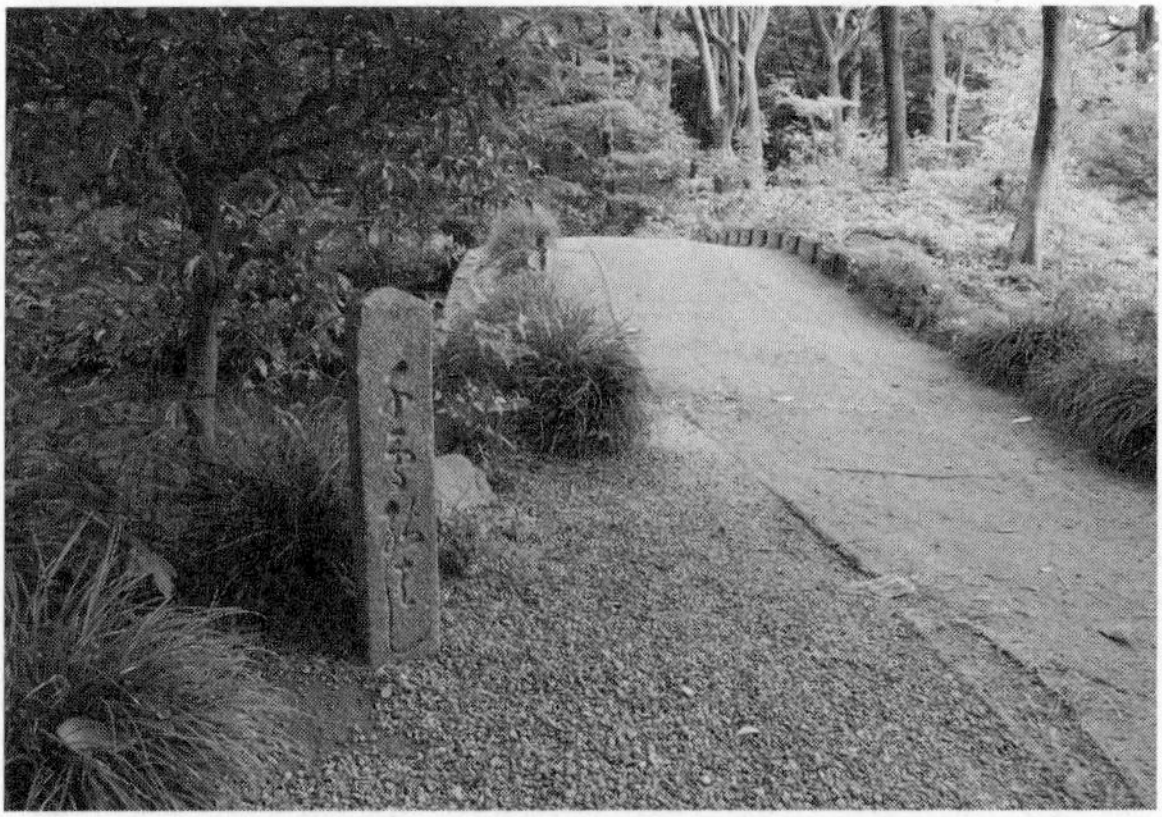

この千鳥橋も六義園における異界への通路。この橋の向こうは吉野山。桜咲く絢爛たる山の景色

しょう。こちらの道こそが「指南岡（しるべのをか）」の本道です。

もう一度、233ページの「指南岡」の歌を思い出してください。そこに浜千鳥の足跡が出てきました。ここには、その名のとおりの「千鳥橋（ちどりばし）（56）」が架けられています。千鳥橋とは、千鳥の足跡のように、あちらに行ったり、こちらに行ったりとジグザグになった橋です。かつては六義園の千鳥橋も、そんなジグザグな橋だったようですが、いまは真っ直ぐな橋になっています。

橋は、異界へとつながる装置です。能舞台には「橋がかり」というものがあります。彼岸（異界）から出現した亡霊や神は、この橋がかりを通って、この世に来臨します。彼岸と此岸をつなぐ装置が橋がかりです。

この千鳥橋も六義園における異界への通路になっています。千鳥橋のこちらとあちらでは世界が違うのです。

千鳥橋のこちらは、いままで歩いて来たように紀州（和歌山県）の和歌の浦でした。が、この橋の向こうは吉野山（奈良県）。和歌山県の海辺の隣が奈良県の山の中だなんて、現実の地理とはまったく違います。また、いままで歩いてきた和歌の浦が海辺の寂しい景色なのに対して、吉野山は桜咲く絢爛《けんらん》たる山の景色。空間的にも情景的にもまったく違うふたつの風景、それを結ぶのがこの千鳥橋なのです。

そして、千鳥というのが和歌の言葉の象徴であったことも思い出せば、ほんのひとことで世界を一挙に変換させてしまう言霊の力をも、この橋は象徴しているようでもあります。あちらへ曲がり、こちらへ曲がる、くねくねした千鳥橋、そんな橋をイメージしながらこの橋を渡り、異界への道を辿っていきましょう。

花を尋ねる小径

橋を渡って続く道を「尋芳径（はなとふこみち）(50)」といいます。桜の花を尋ねる小径という意味です。この道の名の由来になったのは朱文公《しゆぶんこう》の漢詩ですが、その中の「尋芳」の「芳」が吉野の「吉」にも通じるのでこの名を付けたと『六義園記』にはあります。

吉野山の桜を尋ねる心持ちで、私たちもこの道を歩きましょう。

おそらく六義園を訪れた江戸時代の武士たちは、吉野山にあった西行の庵室の桜を尋ねる能『西行桜』の道行を口ずさみながら、この道を歩いたのではないでしょうか。

百千鳥《もも》。
囀《さえず》る春は物毎に。
あらたまりゆく日数経て。
頃も弥生の空なれや。
やよ止まりて花の友。
知るも知らぬも諸共に。
誰も花なる心かな。

「尋芳径（はなとふこみち）」を歩いていくと左に小高い岡が見えます。そこに「下折峯（しをりのみね）(49)」と書かれた石柱を見つけることができます。

「しをり」とは「枝折」のことです。ヘンゼルとグレーテルは道を覚えておくためにパンを落として行きましたが、昔の日本人は山に分け入るときに目印として枝を折りながら歩き、帰り道や、再びここを訪れるときのための道しるべとしました。
ちなみに本にはさむ栞《しおり》もここから出ています。

この「下折峯」の和歌は次の西行の歌です。

よしの山こぞのしをりのみちかへてまだ見ぬかたの花をたづねむ
西行

これから吉野山に分け入ろうとする西行は、去年《こぞ》の枝折を見つけます。が、今年は去年までの道を変えて、まだ見たことのない花を尋ねようという歌です。
「まだ見ぬかたの花」というのは、むろん実際に桜の花のことを言っているとも読めますし、武士をやめて出家をした西行が「俗世にあったときには見ることができなかった仏法という華を見よう」という意思表示の歌にも読めます。

私たちも、今年は去年までと違う道を辿ってみる。いままで見捨てていた道を辿ってみよう、そんなことも、この石柱を眺めながら考えてみましょう。

そういえば、さきほどの千鳥橋を渡ったときにも道がふたつに分かれていました。「尋芳径」に引かれてこの道を歩いてきましたが、しかし地図上の本道は、もうひとつのほうの道でした。私たちも、西行に誘導されていつの間にか「まだ見ぬかた」に連れてこられてしまっていたのです。

なぜ、歌や句を詠むのか？

さて、六義園のコード（暗号）スポットはまだまだたくさんありますが、そろそろ紙幅も尽きました。あとはどうぞご自身で歩きながら、お楽しみいただければと思います。

いままでお話ししてこなかったことで、もうひとつぜひしてほしいことがあります。それはコード（暗号）スポットで、ご自身で和歌や俳句を詠んでいただきたいということです。

六義園のコード（暗号）スポットは、万葉時代から一三〇〇年にも及ぶ連綿たる和歌の歴史や伝統を厚い層のように宿しています。現代を生きる私たちが和歌や俳句を詠むことで、この重層的な垂直の時間軸に水平の軸を入れることができ、そこで初めて六義園散策は完成するのです。

六義園ができた四年後に、霊元《れいげん》上皇から六義園の中から景勝地、十二境八景を選び公家たちの歌を柳沢吉保に添えて送られ、当時の「現代」という水平軸が挿入されました。歴史や伝統は、現代との関わりを得て初めて生命を取り戻すのです。

では、六義園を歩くときの手順をまとめておきます。

（一）石柱を見つける
（二）石柱に刻まれた文字を読む
（三）その石柱に対応する和歌の情景を思い浮かべる（幻視・幻聴する＝脳内ＡＲ）

（四）いま目に見える景色と和歌の情景を結びつけ、新たな情景を脳裏に描く
（五）自分自身の現在の心境、境遇とその情景を結びつける
（六）自身で歌や句を詠む

江戸時代の六義園の楽しみ方

最後に江戸時代の人々が六義園をどのように楽しんだかの一例を見ておきましょう。

江戸時代にもたくさんの人が六義園を訪れました。むろん、そのほとんどは武士とその家族です。

六義園訪問記はさまざまなところに書かれていますが、その最初は柳沢吉保の側室である正親町町子《おおぎまちまちこ》によって書かれた『松蔭日記』に見えます。そこには将軍・綱吉の生母である桂昌院《けいしょういん》が六義園を訪れたときのことが書かれています。『松蔭日記』によると、この日の六義園の中には茶屋や商家風の模擬店が作られ、

そこでは紅や扇、絵入りの草子、子どものためのおもちゃなども売られていたようです。美しく着飾った女官たちが、それらの模擬店で袖を翻《ひるがえ》しながら買い物をするという、現実には絶対にあり得ない風景。その美しさを見物する村人や山賤《やまがつ》は、家臣たちのコスプレです。桂昌院がふだん見ることのできない市井《しせい》の暮らしを再現していたようです。

王朝の和歌の世界を、しかも閑寂な山里として再現した六義園に、わざと騒がしい市井の暮らしを再現する。この重要性こそが異界創出の六義園の面目躍如たるところです。

庶民にとっては何でもない市井の生活が桂昌院にとってはまさしく異界です。この複層たる仕掛けは、綱吉も吉保も好んだ能の手法です。

能『井筒』のシテ（主人公）は紀有常《きのありつね》の娘、在原業平の恋人の幽霊です。その娘が亡き恋人、業平の衣装を着た瞬間にその業平が彼女に乗りうつる。彼女も幽霊のはずなのに、別の幽霊に取り憑かれるのです。そして、彼女は井戸の中を覗きこむ。と、そこに映る姿は確かに自分の姿ではありながら、しかし恋人、業平の姿でもある。

女でありながら、男にも見える。さらにその舞台裏を見れば演じているのは男。男が女に扮し、女が男の霊に取り憑かれる。かりにこの世に現われた幽霊に、また別の幽霊が取り憑いて「移り舞」をする。

この複雑な重層構造こそが日本文化なのです。

最後に、紙幅の関係で紹介できませんでしたが、六義園の山である「藤代峠（ふじしろたうげ）（74）」にはぜひ登ってください。ここから見る景色は絶景です。ちょうど南には将軍綱吉の居城である江戸城（いまの皇居）があり、そして北に行けば前章でも触れた大御所、徳川家康を祀る日光東照宮すなわち、補陀落（ポタラ）世界へと続く、そんなことも思いながら藤代峠《ふじしろとうげ》から遠くを眺めてみましょう。

武術も芸能も無数の「シグナル」を感知するための経験知の宝庫である

思想家・武道家　内田《うちだ》樹《たつる》

安田登さんのような仕事をしている人のことを何と呼べばいいのだろう。能楽師であり、身体技法家であり、中国古代文字の研究家であり、教育者であり、その他たくさん。でも、そのすべての活動は深いところで繋《つな》がっている。どれも「ふつうの人には聴き取れないほど微《かす》かなシグナルを聴き取る能力を必要とする」ということである。

安田さんは能のワキ方として、舞台の上ではたいていの場合「死者の声」に耳を傾けている。ふつうの人の耳には波の音や松籟《しょうらい》にしか聞こえず、ふつうの人の眼には叢雲《むらくも》や枯れ尾花にしか見えないもののうちに「存在するとは別の仕方で」切迫して来るものを感知すること、それがワキ方の仕事である。

だから、安田さんが身体技法家として登場する時には、身体の深層に潜《ひそ》んで、表層に外形的表出することをためらうシグナルを触知する人になることは、平仄《ひようそく》が合っている。

古代の言葉に安田さんがつよく惹《ひ》きつけられる理由もたぶん同じだと思う。安田さんは甲骨文字の研究と並行して、古代ギリシャ語、古代ヘブライ語、アッカド語まで学んでおられるけれど、これらはいずれももはや生きた話者を持たない死語である。でも、もはやその言語を語る人のいない言語でも、今ここで、それを声に出して読み上げ、歌い上げ、文字に書きつける人がいれば、その人を「依代《よりしろ》」として、古代人の霊が何千年も閉ざしていた重い口を開くかも知れない。

教育者が「微かなシグナルを聴き逃さない仕事」だということには、皆さんもすぐに同意してくださると思う。「おくのほそ道」ウォーキングのエピソード（本書4章）から知られるように、教育者としての安田さんはきわめて忍耐強く、また楽観的である。誰のうちにも、開花するときを待っている資質が豊かに埋蔵されているという手触りの温かい確信は安田さんが書く物の行間から滲《にじ》み出ている。教育者の仕事は子供たちが「殻を破る」瞬間が到来するまで、無言で機嫌《きげん》良く並んで歩くことだという安田さんの構えに私は一教育者として全幅の賛意を示す。

私たちの生きている時代では、数値的・外形的に示すことのできないものは端的に「存在しないもの」とされる。でも、私たちの身体は計測機器が考量できない無数のシグナルを現に感知している。霊動も、殺気も、邪眼も、呪いも、祝福も、死者の声も、すべては濃密な物質性を伴って、私たちの身体に触れてくる。「そんなものはない。信じて欲しければエビデンスを示せ」と言われても、現に私の「センサー」がそれを感知して反応してしまったという事実は覆すことができない。

眼に見えず、耳に聴こえないが、ありありと切迫して来るものに対するこの「センサー」の精度を高める方法については、古来多様な実践的ノウハウが蓄積されてきた。武術も、宗教も、芸能も、そのための経験知の宝庫である。安田さんと私があちこちで接近遭遇するのも、たぶん二人ともにそのような「経験知」に惹きつけられるタイプの人間であるせいだろう。

でも、私たちが歩いている道筋はまだまだ日の当たらない「裏道」である。行政や学会やマスメディアが私たちの話していることを「まじめに」取ってくれる日が来るまでには、まだ長い時間が、気が遠くなるほど長い時間がかかるだろう。それまでは、とぼとぼ歩き続けるしかない。でも、その歩みに安田さんという同伴者がいることが私の歩みを強めてくれている。

参考文献

相撲トレーニング関連

『お相撲さんの“腰割り”トレーニングに隠されたすごい秘密』
元・一ノ矢（じっぴコンパクト新書 053、実業之日本社）
『お相撲さんの“テッポウ”トレーニングでみるみる健康になる』
元・一ノ矢（じっぴコンパクト新書 081、実業之日本社）

野口体操関連

『野口体操　からだに貞く』野口三千三（春秋社）
『野口体操　おもさに貞く』野口三千三（春秋社）
『野口体操入門―からだからのメッセージ』羽鳥操（岩波アクティブ新書）

おくのほそ道関連

『芭蕉　おくのほそ道｜付・曾良旅日記　奥細道菅菰抄』
松尾芭蕉、萩原恭男（岩波文庫）
『おくのほそ道（全）』松尾芭蕉、角川書店（編集）
（角川ソフィア文庫｜ビギナーズ・クラシックス）
『おくのほそ道評釈』尾形仂（日本古典評釈・全注釈叢書、角川書店）
『身体感覚で「芭蕉」を読みなおす。』安田登（春秋社）
『異界を旅する能――ワキという存在』安田登（ちくま文庫）

六義園関連

『六義園』森守（東京公園文庫〈19〉、郷学舎）
『松蔭日記』上野洋三（岩波文庫）

そのほか

『スポーツと寿命』大澤清二（現代の体育・スポーツ科学、朝倉書店）
『ビゴーが見た日本人』清水勲（講談社学術文庫）
『ビゴーが描いた明治の女たち』清水勲（100年前シリーズ、マール社）
『The Pilgrim's Guide to Santiago De Compostela: A Gazetter』
（Studies in Medieval and Early Renaissance Art History, 13、
Harvey Miller Publishers）
『ゆるめてリセット　ロルフィング教室』安田登（祥伝社黄金文庫）
『疲れない体をつくる「和」の身体作法』安田登（祥伝社黄金文庫）

本書は二〇一二年八月に弊社より単行本『体と心がラクになる「和」のウォーキング
〝ゆっくり歩き〟で全身協調性と深層筋が目覚める』として刊行された作品を
加筆・修正のうえ文庫化したものです。

一〇〇字書評

切り取り線

購買動機（新聞、雑誌名を記入するか、あるいは○をつけてください）	
□（　　　　　　　　　　）の広告を見て	
□（　　　　　　　　　　）の書評を見て	
□ 知人のすすめで	□ タイトルに惹かれて
□ カバーがよかったから	□ 内容が面白そうだから
□ 好きな作家だから	□ 好きな分野の本だから

●最近、最も感銘を受けた作品名をお書きください

●あなたのお好きな作家名をお書きください

●その他、ご要望がありましたらお書きください

住所	〒				
氏名		職業		年齢	
新刊情報等のパソコンメール配信を 希望する・しない		Eメール	※携帯には配信できません		

あなたにお願い

この本の感想を、編集部までお寄せいただけたらありがたく存じます。今後の企画の参考にさせていただきます。Eメールでも結構です。

いただいた「一〇〇字書評」は、新聞・雑誌等に紹介させていただくことがあります。その場合はお礼として特製図書カードを差し上げます。

前ページの原稿用紙に書評をお書きの上、切り取り、左記までお送り下さい。宛先の住所は不要です。

なお、ご記入いただいたお名前、ご住所等は、書評紹介の事前了解、謝礼のお届けのためだけに利用し、そのほかの目的のために利用することはありません。

〒一〇一－八七〇一
祥伝社黄金文庫編集長　萩原貞臣
☎〇三（三二六五）二〇八四
ohgon@shodensha.co.jp

祥伝社ホームページの「ブックレビュー」からも、書けるようになりました。
http://www.shodensha.co.jp/bookreview/

祥伝社黄金文庫

体《からだ》と心《こころ》がラクになる「和《わ》」のウォーキング
芭蕉《ばしょう》の“疲《つか》れない歩《ある》き方”でからだをゆるめて整《ととの》える

平成31年2月20日　初版第1刷発行

著　者　安《やす》田《だ》 登《のぼる》
発行者　辻　浩明
発行所　祥伝社《しょうでんしゃ》
〒101－8701
東京都千代田区神田神保町3－3
電話　03（3265）2084（編集部）
電話　03（3265）2081（販売部）
電話　03（3265）3622（業務部）
http://www.shodensha.co.jp/

印刷所　萩原印刷
製本所　ナショナル製本

Printed in Japan　© 2019, Noboru Yasuda　ISBN978-4-396-31749-2 C0177